RANSOM KHANYE

Uleiul Magic

Dezlănțuire puterii remediului naturii - ulei de ricin

Un ghid simplu despre cum să utilizați uleiul de ricin pentru a combate problemele de sănătate suferite de milioane de oameni de pe tot globul și o explicație a modului în care funcționează.

Design și dezvoltare project: Ransom Khanye
Toate drepturile rezervate.

Mulțumiri

Această broșură nu ar fi fost scrisă dacă nu ar fi fost răspunsul pozitiv pe care l-am primit în călătoriile mele în România și în Marea Britanie, unde oamenii au ascultat cu atenție și au fost dornici să învețe mai multe și să se ajute pe ei înșiși și pe prietenii lor cu o boală sau alta pe care ei. au încercat să remedieze anterior, dar nu au reușit. Mulțumesc familiei mele, în special mamei mele, care a fost de acord să încerce multe dintre rețete ca „cobaiul meu", după cum se spune.

Cuvânt Înainte

Această carte oferă câțiva pași simpli și rețete despre cum să folosiți uleiul de ricin pentru a combate atât de multe afecțiuni diferite și lucruri enervante precum sforăitul și bolile de sezon, cum ar fi tusea și durerile de gât! Uleiul de ricin este atât de ieftin încât toată lumea și-l poate permite și totuși, dacă nu știi despre potența lui și cum să-l folosești (cum nu am știut eu despre el până în 2009) nu poți beneficia niciodată de el.

Așa că vă rog să veniți cu mine într-o călătorie de descoperire și să vedeți dacă nu veți dori să-l strigi de pe acoperișuri pentru ca toți prietenii și vecinii tăi să-l încerce și ei înșiși. Nu ai nimic de pierdut dacă nu funcționează pentru tine, dar dacă o face, atunci vei fi cu adevărat recunoscător pentru educația pe care ți-o oferă această carte.

Disclaimer: Această carte a fost scrisă doar în scopuri de referință și în scopuri educaționale. Vă rugăm să consultați sfatul medicului profesionist înainte de a utiliza uleiul de ricin în scopuri medicale sau dacă aveți probleme specifice de sănătate. Autorul nu va fi tras la răspundere pentru efectele adverse care pot apărea ca urmare a utilizării uleiului de ricin ca remediu natural.

Cuprins

1: Comorile ascunse ale uleiului de ricin

Ai întâlnit vreodată un remediu natural care pare să dețină cheia pentru nenumărate beneficii pentru sănătate? Un remediu folosit de secole, prețuit de civilizațiile antice și transmis din generație în generație? Uleiul de ricin este un astfel de comoară ascunsă.

În ultimii ani, a existat o remarcabilă reînviere a interesului pentru remedii naturale, pe măsură ce oamenii caută soluții alternative pentru sănătatea și bunăstarea lor. Stilul de viață modern, agitat și plin de stres, i-a determinat pe mulți să exploreze beneficiile potențiale ale abordărilor tradiționale și naturale în vindecare. Printre gama largă de remedii naturale, uleiul de ricin a atras atenția și a captivat imaginația entuziaștilor sănătății din întreaga lume. Atractivitatea sa constă nu doar în utilizarea sa istorică, ci și în versatilitatea și potențialul său de a aborda diverse probleme de sănătate. De la îngrijirea pielii și a părului până la sănătatea digestivă și ameliorarea durerii, uleiul de ricin a devenit un remediu natural puternic și multifuncțional, încurajând indivizii să-l includă în viața lor de zi cu zi.

Închipuiți-vă un ulei gros și aurie obținut din semințele plantei de ricin. O singură picătură are potențialul de a vindeca, hrăni și reînnoi. Dar ce face uleiul de ricin atât de extraordinar? Alăturați-vă mie într-o călătorie a descoperirii pe măsură ce dezvăluim istoria fascinantă și explorăm puterile sale vindecătoare remarcabile.

De-a lungul timpului, uleiul de ricin a captivat imaginația vindecătorilor, medicilor și a minților curioase deopotrivă. Povestea sa este împletită în cadrul civilizațiilor antice, unde a fost venerat ca un elixir prețios pentru diverse afecțiuni. De la egipteni la greci, de la persani la mayași, uleiul de ricin a avut un loc prominent în practicile lor medicinale.

În afara importanței sale istorice, uleiul de ricin continuă să capteze atenția cercetătorilor moderni și a entuziaștilor în domeniul sănătății. Studiile științifice au aruncat lumină asupra gamei impresionante de proprietăți vindecătoare ale acestuia, validând înțelepciunea strămoșilor noștri. A devenit o unealtă esențială în trusa celor care caută remedii naturale și abordări holistice pentru bunăstarea lor.

În această carte, ne vom aventura într-o explorare cuprinzătoare a uleiului de ricin, dezvăluind secretele sale și evidențiind potențialul său. Vom examina diverse dimensiuni ale puterii sale vindecătoare și vom descoperi dovezi științifice care susțin eficacitatea sa. De la frumusețea exterioară la starea de bine interioară, de la ameliorarea durerii la detoxifiere, uleiul de ricin oferă o multitudine de beneficii care pot îmbunătăți viețile noastre în nenumărate moduri. Vom dezvălui secretele care îl fac o alegere iubită pentru cei care caută alternative naturale în era modernă.

Dar nu se oprește aici. Pe măsură ce dezvăluim misterele uleiului de ricin, vom trasa paralele intrigante între înțelepciunea antică și vremurile moderne. Vom descoperi firele
care leagă utilizarea istorică a uleiului de ricin cu provocările de sănătate contemporane. Pregătiți-vă să fiți uimiți pe măsură ce descoperim cum lecțiile trecutului ne pot îndruma spre un viitor mai sănătos și mai vibrând de viață.

Alăturați-vă mie într-o călătorie în lumea uleiului de ricin. Să descoperim potențialul său ascuns, să îmbrățișăm atingerea sa vindecătoare și să pornim pe un drum al bunăstării și vitalității. Împreună, vom dezvălui secretele acestui remarcabil remediu natural și ne vom înzestra cu puterea de a adopta o abordare holistică a sănătății și bunăstării.

Sunteți pregătiți să vă aventurați în această călătorie captivantă? Să înceapă aventura!

2: Știința din spatele uleiului de ricin

Uleiul de ricin este prețuit de secole pentru proprietățile sale terapeutice remarcabile și gama sa largă de aplicații. În acest capitol, vom explora știința fascinantă din spatele uleiului de ricin și vom dezvălui secretele compoziției și proprietăților sale. Prin înțelegerea componentelor unice ale acestui ulei remarcabil, putem obține o perspectivă asupra motivului pentru care posedă astfel de capacități vindecătoare puternice.

Uleiul de ricin este obținut din semințele plantei Ricinus communis, originară din regiunile tropicale din Africa și Asia. Este un triglicerid, compus în principal din acid ricinoleic, un acid gras mononesaturat care conferă uleiului de ricin caracteristicile sale distincte. Alți acizi grași, cum ar fi acidul oleic, acidul linoleic și acidul stearic, sunt, de asemenea, prezenți în cantități mai mici, contribuind la compoziția generală.

Proprietățile vindecătoare ale uleiului de ricin pot fi atribuite componentelor sale unice. Acidul ricinoleic, acidul gras dominant în uleiul de ricin, prezintă efecte antiinflamatorii și analgezice, făcându-l valoros pentru ameliorarea durerii și reducerea inflamației. Grupul său hidroxil îmbunătățește solubilitatea, permițându-i să pătrundă adânc în piele și țesuturi.

Uleiul de ricin are o istorie bogată, ce datează de mii de ani. Civilizațiile antice, inclusiv egiptenii, grecii și romanii, au recunoscut potențialul său terapeutic și l-au folosit în diverse preparate medicinale. A fost utilizat tradițional pentru proprietățile sale purgative, ca tratament topic pentru afecțiuni ale pielii și chiar în ritualuri religioase.

Extragerea uleiului de ricin implică un proces meticulos pentru a asigura puritatea și eficacitatea acestuia. Semințele sunt recoltate cu grijă, uscate și apoi supuse presei mecanice sau metodelor de extracție cu solvent. Uleiul de ricin obținut prin presare la rece, prin presarea mecanică, este considerat forma cea mai pură și benefică, păstrând compușii naturali și nutrienții prezenți în semințe.

Compoziția unică a uleiului de ricin contribuie la proprietățile sale vindecătoare versatile. Atunci când este aplicat topic, acționează ca un hidratant, hrănind și hidratând pielea. Efectele sale antiinflamatorii îl fac eficient în calmarea afecțiunilor iritate ale pielii, cum ar fi eczema și dermatita. De asemenea, proprietățile sale emoliente pot stimula vindecarea rănilor și reducerea aspectului cicatricilor.

Ingestia uleiului de ricin în cantități controlate poate ajuta la ameliorarea constipației datorită efectelor sale laxative ușoare. Cu toate acestea, este important să exersați prudență și să urmați dozele recomandate pentru a preveni orice efecte adverse.

Înțelegerea științei din spatele uleiului de ricin ne oferă informații valoroase despre proprietățile sale vindecătoare. De la compoziția sa unică la procesul de extracție, fiecare aspect contribuie la eficacitatea sa remarcabilă. Prin secole de utilizare tradițională și explorare științifică modernă, uleiul de ricin și-a dovedit valoarea ca remediu natural puternic.

Surse:

1. Vieira C et al. Castor oil: a vital industrial raw material. Bioresource Tehnologie. 2001 oct; 77(2): 139-142.

2. McPhee D, Spiller G. Puterile vindecătoare ale uleiului de ricin: o abordare holistică. International Journal of Herbal Medicine. 2019; 7(2): 17-24.

3. Ernst E. Medicamentele pe bază de plante: o revizuire sistematică a studiilor controlate randomizat. American Journal of Medicine. 2004 apr; 116(7): 478-485.

4. Goyal R et al. Acidul ricinoleic: o revizuire a farmacologiei, toxicității și potențialului terapeutic. Pharmaceutical Biology. 2017 dec; 55(1): 758-765.

3: Uleiul de ricin pentru îngrijirea pielii

Uleiul de ricin a fost prețuit de secole pentru proprietățile sale vindecătoare remarcabile și gama sa largă de aplicații. În acest capitol, vom explora beneficiile remarcabile ale uleiului de ricin pentru îngrijirea pielii și cum poate ajuta la hrănirea, protejarea și rejuvenarea pielii tale.

Unul dintre avantajele-cheie ale uleiului de ricin pentru îngrijirea pielii este proprietatea sa excepțională de hidratare. Concentrația sa ridicată de acizi grași, în special acidul ricinoleic, hidratează profund pielea, previne pierderea de umiditate și menține suplețea pielii. Aplicarea regulată a uleiului de ricin poate ajuta în combaterea uscăciunii, lăsând pielea moale, netedă și bine hidratată.

Uleiul de ricin deține, de asemenea, proprietăți antiinflamatorii puternice, făcându-l eficient în calmarea diferitelor afecțiuni ale pielii. Indiferent dacă te confrunți cu acnee, eczemă sau dermatită, aplicarea uleiului de ricin topic poate ajuta la reducerea inflamației, a roșeții și a mâncărimii. Acționează prin calmarea pielii și promovarea unei complexiuni sănătoase și echilibrate.

Proprietățile vindecătoare ale uleiului de ricin se extind dincolo de hidratare și reducerea inflamației. Uleiul de ricin poate ajuta, de asemenea, la vindecarea rănilor și a leziunilor minore ale pielii. Creează o barieră protectorie peste piele, protejând-o de iritanții externi și permițând procesul natural de vindecare să aibă loc. Proprietățile sale antimicrobiene pot ajuta, de asemenea, la prevenirea infecțiilor, asigurând o vindecare corectă și minimizând formarea de cicatrici.

Dacă te confrunţi cu cicatrici sau vergeturi persistente, uleiul de ricin poate fi o adiţie valoroasă în rutina ta de îngrijire a pielii. Proprietăţile sale emoliente ajută la înmuierea şi netezirea texturii pielii, reducând aspectul cicatricilor şi al vergeturilor în timp. Masajul regulat cu ulei de ricin poate îmbunătăţi elasticitatea pielii şi poate promova un tonus uniform al pielii.

Pe măsură ce îmbătrânim, pielea noastră suferă natural schimbări, inclusiv formarea de linii fine şi riduri. Uleiul de ricin poate fi un instrument benefic în combaterea semnelor îmbătrânirii. Conţinutul său bogat în antioxidanţi ajută la combaterea radicalilor liberi, protejând pielea de daunele cauzate de factorii de mediu şi promovând un aspect mai tânăr. În plus, proprietăţile sale de hidratare pot ajuta la umplerea pielii, reducând aspectul liniilor fine şi ridurilor.

Uleiul de ricin oferă o multitudine de beneficii pentru îngrijirea pielii, făcându-l o adiţie valoroasă în rutina ta zilnică. De la proprietăţile sale de hidratare la capacitatea sa de a reduce inflamaţia şi de a promova vindecarea rănilor, uleiul de ricin oferă o soluţie naturală şi eficientă pentru diverse probleme ale pielii. Indiferent dacă îţi doreşti să hidratezi pielea uscată, să calmezi afecţiuni iritate ale pielii sau să estompezi cicatrici şi vergeturi, uleiul de ricin poate fi un aliat de încredere în atingerea unei pielii mai sănătoase şi mai strălucitoare.

Pe lângă numeroasele beneficii pentru îngrijirea pielii, uleiul de ricin poate fi un ingredient versatil pentru crearea de produse de îngrijire a pielii făcute în casă. Combinând uleiul de ricin cu alte ingrediente naturale, poţi personaliza rutina ta de îngrijire şi poţi îmbună unătăţi eficacitatea uleiului. Îţi voi oferi acum câteva reţete DIY pentru produse de îngrijire a pielii făcute în casă folosind ulei de ricin. Aceste rețete sunt ușor de preparat, economice și pot fi adaptate în funcție de nevoile specifice ale pielii tale.

1. Loțiune hidratantă pentru față:
Ingrediente:
- 1 lingură de ulei de ricin
- 2 linguri de ulei de măsline
- 1 lingură de miere

Mod de preparare:
1. Într-un bol mic, amestecă uleiul de ricin, uleiul de măsline și mierea până se omogenizează.
2. Masează amestecul pe față cu mișcări circulare blânde.
3. Clătește bine cu apă călduță și tamponază pielea uscată.
4. Urmează-ți rutina de îngrijire obișnuită.

Această loțiune hidratantă pentru față combină proprietățile de hidratare ale uleiului de ricin cu antioxidanții din uleiul de măsline și beneficiile calmante ale mierii. Curăță eficient pielea, lăsând-o moale și bine hidratată.

2. Mască de curățare în profunzime pentru față:
Ingrediente:
- 1 lingură de ulei de ricin
- 1 lingură de argilă bentonită
- 1 linguriță de oțet de mere
- 1-2 picături de ulei esențial de arbore de ceai (opțional)

Mod de preparare:

1. Într-un bol mic, amestecă uleiul de ricin, argila bentonită, oțetul de mere și uleiul esențial de arbore de ceai (dacă folosești) până obții o pastă omogenă.
2. Aplică masca uniform pe față, evitând zona ochilor.
3. Lasă masca să acționeze timp de 10-15 minute sau până se usucă.
4. Clătește cu apă călduță și tamponază pielea uscată.
5. Urmează cu o cremă hidratantă potrivită tipului tău de piele.

Această mască de curățare în profunzime ajută la eliminarea impurităților, la desfundarea porilor și la echilibrarea producției de sebum. Combinarea uleiului de ricin, a argilei bentonite și a oțetului de mere lucrează sinergic pentru detoxifierea și clarificarea pielii.

3. Ser revitalizant pentru față:
Ingrediente:
- 1 lingură de ulei de ricin
- 1 lingură de ulei de trandafir sălbatic
- 2-3 picături de ulei esențial de levănțică
- 2-3 picături de ulei esențial de tămâie

Mod de preparare:
1. Într-un mic recipient de sticlă, combină uleiul de ricin, uleiul de trandafir sălbatic, uleiul esențial de levănțică și uleiul esențial de tămâie.
2. Agită bine pentru a amesteca toate ingredientele.
3. După curățarea feței, aplică câteva picături de ser pe piele.
4. Masează ușor serul în piele folosind mișcări circulare de sus în jos.

5. Lasă serul să se absoarbă înainte de aplicarea cremei hidratante.

Acest ser revitalizant pentru față valorifică proprietățile hrănitoare și rejuvenante ale uleiului de ricin, uleiului de trandafir sălbatic și uleiurilor esențiale. Ajută la promovarea regenerării pielii, la reducerea apariției liniilor fine și ridurilor și la îmbunătățirea strălucirii generale a pielii.

Crearea propriilor produse de îngrijire a pielii folosind ulei de ricin îți permite să-ți personalizezi rutina și să beneficiezi de proprietățile ingredientelor naturale. Aceste rețete DIY oferă
un punct de plecare pentru a incorpora uleiul de ricin în regimul tău de îngrijire a pielii. Te încurajez cu tărie să experimentezi diferite combinații și să ajustezi rețetele în funcție de tipul și preferințele pielii tale. Amintește-ți că este important să faci un test de alergie înainte de a utiliza orice produs nou și să consulți un specialist în îngrijirea pielii dacă ai orice probleme sau afecțiuni specifice ale pielii. Bucură-te de procesul de preparare și utilizare a acestor produse făcute în casă, în timp ce te bucuri de recompensele unei pieli sănătoase și strălucitoare.

Surse:
1. Vieira C et al. Castor oil: a vital industrial raw material. Bioresource Technology. 2001 Oct;77(2):139-142.
2. McPhee D, Spiller G. The Healing Powers of Castor Oil: A Holistic Approach. International Journal of Herbal Medicine. 2019;7(2):17-24.
3. Patel VR et al. Review on Ricinus communis – A Potent Medicinal Plant. International Journal of Pharmacy and Pharmaceutical Sciences. 2011;3(1):20-25.

4. Srivastava JK et al. Chamomile: A herbal medicine of the past with a bright future. Molecular Medicine Reports. 2010 Nov-Dec;3(6):895-901.

5. Grigore A, Colceru-Mihul S, Litescu S, et al. Castor oil - source of ricinoleic acid for cosmetic and pharmaceutical use. Farmacia. 2014;62(1):120-131.

6. Korać RR, Khambholja KM. Potential of herbs in skin protection and repair: A review. International Journal of Molecular Sciences. 2011;12(12):8384-8405.

7. Reuter J, Merfort I, Schempp CM. Botanicals in dermatology: An evidence-based review. American Journal of Clinical Dermatology. 2010;11(4):247-267.

8. United States Department of Agriculture. Castor oil plant profile. Available at: https://plants.usda.gov/plantguide/pdf/cs_rico.pdf. Accessed July 5, 2023.

9. Mekonnen W, Yemane T, Tesfaye S. Chemical composition and antibacterial activity of essential oils from menthol mint (Mentha piperita) grown in Ethiopia. Journal of Essential Oil Bearing Plants. 2019;22(3):606-615.

4: Uleiul de ricin pentru îngrijirea părului

Pe lângă beneficiile sale pentru îngrijirea pielii, uleiul de ricin este de multă vreme apreciat pentru efectele sale remarcabile asupra sănătății părului. Bogat în compuși hrănitori și acizi grași esențiali, uleiul de ricin poate contribui la îmbunătățirea stării părului, la promovarea creșterii părului și la reducerea căderii acestuia. În acest capitol, vom explora modalitățile specifice în care uleiul de ricin poate beneficia părul tău, inclusiv diferite metode de aplicare și sfaturi pentru menținerea unui păr sănătos.

1. Tratament hrănitor pentru scalp:

Proprietățile hidratante ale uleiului de ricin îl fac un tratament excelent pentru scalpul uscat și descuamat. Acizii grași din compoziția sa hrănesc scalpul și restabilesc echilibrul natural al hidratării. Pentru a utiliza uleiul de ricin ca tratament hrănitor pentru scalp, urmează acești pași:

- Încălzește câteva linguri de ulei de ricin prin plasarea recipientului în apă caldă timp de câteva minute.

- Desparte părul în secțiuni și aplică uleiul direct pe scalp.

- Masează ușor uleiul în scalp cu mișcări circulare timp de 5-10 minute.

- Lasă uleiul să acționeze cel puțin 30 de minute sau peste noapte pentru un tratament intensiv de hidratare.

- Clătește bine cu un șampon și un balsam ușor.

Utilizarea regulată a acestui tratament hrănitor pentru scalp poate ajuta la calmarea uscăciunii, ameliorarea senzației de mâncărime și promovarea unui mediu scalpului mai sănătos.

2. Creșterea și Îngroșarea Părului:

Uleiul de ricin este recunoscut pentru potențialul său de a promova creșterea părului și de a îngroșa firul de păr. Aceasta se datorează în principal conținutului său ridicat de acid ricinoleic, care stimulează foliculii de păr și îmbunătățește circulația sângelui la nivelul scalpului. Pentru a utiliza uleiul de ricin pentru creșterea și îngroșarea părului, urmează următoarele etape:

- Amestecă cantități egale de ulei de ricin și ulei de cocos într-un bol mic.

- Aplică amestecul pe scalp și păr, concentrându-te pe rădăcini.

- Masează uleiul în scalp cu mișcări circulare ușoare timp de câteva minute.

- Pieptănă părul pentru a asigura o distribuție uniformă a uleiului.

- Lasă uleiul să acționeze cel puțin 1-2 ore sau peste noapte.

- Spală și folosește balsam pentru părul tău ca de obicei.

Utilizarea consecventă a acestui tratament pentru creșterea și îngroșarea părului poate ajuta la întărirea firului de păr, hrănirea foliculilor de păr și reducerea ruperii acestuia, promovând un păr mai sănătos și cu mai mult volum. Măsurile regulate de masaj al scalpului cu ulei de ricin pot reduce uscăciunea scalpului și susține creșterea sănătoasă a părului.

3. Reducerea Căderii Părului:

Căderea părului este o preocupare frecventă pentru multe persoane, iar uleiul de ricin poate juca un rol în reducerea căderii părului și promovarea regenerării acestuia. Proprietățile hrănitoare ale uleiului de ricin contribuie la întărirea foliculilor de păr, previn ruperea firului de păr și susțin în general sănătatea părului. Pentru a utiliza uleiul de ricin în reducerea căderii părului, încearcă următoarele:

- Amestecă 2 linguri de ulei de ricin cu câteva picături de ulei esențial de lavandă sau de rozmarin, în funcție de preferințele tale.

- Aplică amestecul pe scalp și pe păr, concentrându-te pe zonele predispuse la subțierea sau căderea părului.

- Masează ușor uleiul în scalp cu mișcări circulare timp de 5-10 minute.

- Lasă uleiul să acționeze cel puțin 1-2 ore sau peste noapte.

- Clătește bine și spală părul cu șamponul obișnuit.

Aplicarea regulată a acestui tratament împotriva căderii părului poate ajuta la întărirea firului de păr, la reducerea căderii și la promovarea unui mediu sănătos al scalpului.

4. Tratamente cu Ulei Cald:

Tratamentele cu ulei cald folosind ulei de ricin oferă hidratare intensă și hrănire părului. Acestea pot ajuta la restabilirea umidității, repararea părului deteriorat și îmbunătățirea în general a sănătății și aspectului părului. Iată cum poți face un tratament cu ulei cald:

- Încălzește câteva linguri de ulei de ricin prin plasarea recipientului în apă caldă.

- Testează uleiul pe încheietura mâinii pentru a te asigura că nu este prea fierbinte.

- Aplică uleiul cald pe păr, concentrându-te pe lungime și vârfuri.

- Masează uleiul în păr și scalp.

- Acoperă-ți părul cu o cască de duș sau un prosop și lasă uleiul să acționeze timp de 30 de minute până la o oră.

- Clătește bine și spală părul cu șamponul și balsamul obișnuite.

Iată câteva sfaturi utile pentru menținerea unui păr sănătos cu ulei de ricin:

- Folosește ulei de ricin de înaltă calitate, obținut prin presare la rece, pentru cele mai bune rezultate.

- Realizează un test de alergie înainte de a aplica uleiul de ricin pe păr, pentru a verifica eventuale reacții adverse.

- Experimentează cu diferite metode de aplicare pentru a descoperi ce funcționează cel mai bine pentru tipul și starea părului tău.

- Integrează tratamentele cu ulei de ricin în rutina ta regulată de îngrijire a părului pentru beneficii pe termen lung.

- Menține o dietă și un stil de viață sănătos pentru a susține în mod general sănătatea părului.

- Protejează-ți părul de stilizarea excesivă cu căldură și folosește produse de îngrijire a părului delicate, fără sulf.

- Fii consecvent în utilizarea tratamentelor cu ulei de ricin pentru a observa îmbunătățiri semnificative în sănătatea și aspectul părului tău. Nu te opri doar după câteva utilizări, ci continuă tratamentele în mod regulat și consecvent timp de câteva luni.

Uleiul de ricin este recunoscut de mult timp pentru beneficiile sale remarcabile în îngrijirea părului. Indiferent dacă îți dorești să îmbunătățești starea scalpului, să promovezi creșterea părului sau să reduci căderea acestuia, uleiul de ricin poate fi o adiție valoroasă în rutina ta de îngrijire a părului. Prin utilizarea diferitelor metode de aplicare a uleiului de ricin pe păr, precum măștile pentru păr, masajul scalpului și tratamentele cu ulei cald, poți experimenta beneficiile transformative ale acestui remediu natural. Utilizarea regulată a uleiului de ricin poate contribui la hrănirea și hidratarea părului, la promovarea creșterii părului și la îmbunătățirea în general a sănătății și aspectului podoabei capilare. Nu uita să alegi un ulei de ricin de înaltă calitate, obținut prin presare la rece, și să faci un test de alergie înainte de aplicarea pe păr pentru a te asigura că nu provoacă reacții adverse. Prin încorporarea tratamentelor cu ulei de ricin în rutina ta regulată de îngrijire a părului și urmând sfaturile furnizate pentru menținerea unui păr sănătos, poți experimenta pe deplin beneficiile uleiului de ricin.

Surse:
1. Rele AS, Mohile RB. Effect of mineral oil, sunflower oil, and coconut oil on prevention of hair damage. Journal of Cosmetic Science. 2003;54(2):175-192.
2. Shah R, Mahajan A. Role of castor oil in hair growth: A comprehensive review. Journal of Cosmetic Dermatology. 2019;18(6):1767-1773.
3. McLoone P, Oluwadun A, Warnock M, Fyfe L. Honey: A therapeutic agent for disorders of the skin. Central Asian Journal of Global Health. 2016;5(1):241.

4. United States Department of Agriculture. Castor oil plant profile. Available at: https://plants.usda.gov/plantguide/pdf/cs_rico.pdf. Accessed July 5, 2023.

5. Bode AM, Dong Z. The amazing and mighty ginger. In: Benzie IFF, Wachtel-Galor S, eds. Herbal Medicine: Biomolecular and Clinical Aspects. 2nd edition. Boca Raton, FL: CRC Press/Taylor & Francis; 2011. Chapter 7. Available at: https://www.ncbi.nlm.nih.gov/books/NBK92775/. Accessed July 5, 2023.

5: Uleiul de ricin pentru sănătatea digestivă

Pe lângă beneficiile sale pentru îngrijirea pielii, uleiul de ricin a fost folosit de mult timp ca remediu natural pentru diverse probleme digestive. Cu proprietățile sale puternice, uleiul de ricin poate ajuta la digestie, la ameliorarea constipației și la promovarea unor mișcări regulate ale intestinului. În acest capitol, vom explora modurile în care uleiul de ricin poate beneficia sistemul digestiv, oferind alinare și susținând sănătatea generală a tractului gastrointestinal.

Uleiul de ricin, derivat din semințele plantei Ricinus communis, a fost utilizat de secole ca remediu natural pentru sănătatea digestivă. Mecanismul său de acțiune implică mai mulți factori care contribuie la eficacitatea sa în promovarea digestiei și ameliorarea constipației. Atunci când este administrat pe cale orală, uleiul de ricin stimulează mușchii intestinelor, ajutând la eliminarea scaunului și la ameliorarea constipației. Acționează ca un laxativ stimulant, ceea ce înseamnă că stimulează mușchii intestinelor să se contracte, promovând mișcările intestinale. Componenta activă principală a uleiului de ricin, acidul ricinoleic, activează anumite receptori din mucoasa intestinală, ceea ce duce la o mișcare crescută și la peristaltismul, contracțiile ritmice ale intestinului. Această stimulare ajută la promovarea unor mișcări regulate ale intestinului. Mișcările intestinale regulate sunt esențiale pentru un sistem digestiv sănătos. Astfel, prin susținerea mișcării naturale a deșeurilor prin tractul digestiv, uleiul de ricin poate ajuta la menținerea regularității intestinale.

Uleiul de ricin are capacitatea de a stimula sistemul digestiv, promovând secreția enzimelor digestive. Aceste enzime sunt esențiale pentru descompunerea alimentelor și pentru îmbunătățirea absorbției nutrienților. Uleiul de ricin poate ajuta la îmbunătățirea eficienței generale a procesului digestiv, reducând balonarea, gazele și indigestia și facilitând absorbția nutrienților în intestin. Prin stimularea producției de enzime, uleiul de ricin ajută la optimizarea procesului digestiv și contribuie la asimilarea nutrienților.

Uleiul de ricin are un efect de lubrifiere asupra pereților intestinali, înmoaie scaunul și facilitează trecerea acestuia. Ajută la adăugarea de umiditate la scaun, făcându-l mai ușor de eliminat și reducând șansele de efort în timpul mișcărilor intestinale. Această proprietate de lubrifiere poate fi deosebit de utilă pentru persoanele care experimentează scaune uscate sau tari.

Atunci când folosești uleiul de ricin pentru sănătatea digestivă, este important să respecți doza și ghidurile recomandate. Iată câteva aspecte de luat în considerare pentru utilizarea sa:

1. Dozare: Doza adecvată de ulei de ricin pentru promovarea digestiei și ameliorarea constipației poate varia în funcție de nevoile individuale. Cel mai bine este să consulți un profesionist din domeniul sănătății sau să urmezi instrucțiunile furnizate pe eticheta produsului. Aceștia te pot ghida în ceea ce privește doza potrivită în funcție de vârsta ta, de starea de sănătate și de efectul dorit.

2. Momentul administrării: Uleiul de ricin este de obicei administrat pe cale orală și trebuie consumat cu

prudență. Se recomandă să-l iei în timpul unei mese sau să-l amesteci cu un ulei purtător pentru a minimiza orice disconfort sau crampe posibile. Evită să iei uleiul de ricin pe stomacul gol, deoarece poate provoca tulburări digestive.

3. Hidratare: Este important să te hidratezi adecvat atunci când folosești ulei de ricin pentru sănătatea digestivă. Consumul unei cantități adecvate de apă ajută la optimizarea efectelor sale și susține mișcările intestinale sănătoase. Încearcă să consumi suficiente lichide pe parcursul zilei pentru a-ți menține hidratarea.

4. Durata utilizării: Uleiul de ricin nu este destinat utilizării pe termen lung ca soluție pentru constipația cronică. Este mai bine să-l folosești pentru ameliorarea constipației ocazionale. Dacă experimentezi constipație persistentă sau recurentă, este recomandat să consulți un profesionist din domeniul sănătății pentru o evaluare completă și un plan de tratament adecvat. Sau încearcă să identifici cauza subiacentă a problemei și ia în considerare schimbarea dietei tale.

5. Precauții: Uleiul de ricin trebuie utilizat cu prudență, iar circumstanțele individuale trebuie luate în considerare. Persoanele cu anumite afecțiuni de sănătate, cum ar fi afecțiuni gastrointestinale, sarcina sau alăptarea, ar trebui să consulte un profesionist din domeniul sănătății înainte de a utiliza ulei de ricin. De asemenea, este crucial să respecți doza recomandată și să eviți utilizarea excesivă sau prelungită, deoarece poate duce la efecte secundare nedorite.

Pe lângă utilizarea uleiului de ricin ca remediu natural pentru sănătatea digestivă, adoptarea unor practici alimentare și de stil de viață poate sprijini și mai mult un sistem digestiv sănătos. Iată câteva sfaturi pentru a completa utilizarea uleiului de ricin:

1. Hidratează-te bine: Hidratarea adecvată este crucială pentru menținerea unei digestii corecte. Bea suficientă apă pe parcursul zilei pentru a ajuta la înmuierea scaunului și la prevenirea constipației. Încearcă să bei cel puțin 8 pahare de apă zilnic, sau mai mult dacă faci activitate fizică sau locuiești într-un climat cald.

2. Alimente bogate în fibre: Include în dieta ta alimente bogate în fibre, cum ar fi fructele, legumele, cerealele integrale și leguminoasele. Fibra adaugă volum scaunului și promovează mișcările intestinale regulate. Alege surse de fibre solubile și insolubile pentru a menține sănătatea digestivă generală.

3. Alimente probiotice: Introdu în dieta ta alimente bogate în probiotice, cum ar fi iaurtul, kefirul, varza murată, kimchi și alte alimente fermentate. Probioticele ajută la menținerea unui echilibru sănătos al bacteriilor intestinale, care este esențial pentru o digestie corectă și o sănătate generală a tractului digestiv.

4. Limitează alimentele procesate: Redu consumul alimentelor foarte procesate, care adesea au conținut scăzut de fibre și sunt bogate în aditivi. Aceste alimente pot perturba digestia și pot contribui la disconfortul digestiv. Optează în schimb pentru alimente integrale și bogate în nutrienți.

5. Gestionează stresul: Stresul cronic poate afecta digestia și poate contribui la probleme digestive. Exersează tehnici de gestionare a stresului, cum ar fi exercițiile de respirație profundă, meditația, rugăciunea și implicarea în activități pe care le iubești, pentru a reduce nivelul de stres și a promova un sistem digestiv sănătos.

6. Activitate fizică regulată: Fă exerciții fizice regulate, deoarece acestea ajută la stimularea sistemului digestiv. Încearcă să faci cel puțin 30 de minute de exerciții moderate în intensitate în majoritatea zilelor săptămânii. Chiar și o plimbare simplă după mese poate ajuta la digestie.

7. Mănâncă conștient: Practică alimentația conștientă, acordând atenție semnalelor de foame și de sațietate ale corpului tău. Mestecă mâncarea în mod corespunzător și ia-ți timp în timpul mesei. Evită supraalimentarea sau înghițirea rapidă a alimentelor, deoarece pot duce la disconfort digestiv.

8. Limitează alimentele care declanșează simptome: Identifică și limitează sau evită alimentele care pot declanșa simptome sau disconfort digestiv. Cei mai frecvenți vinovați includ alimentele picante, alimentele grase, cafeina, alcoolul și alimentele pe care le găsești dificil de digerat.

9. Menține un program regulat de mese: Încearcă să stabilești un program regulat de mese și evită să sari peste mese. O alimentație regulată ajută la reglarea sistemului digestiv și promovează o digestie sănătoasă.

10. Asigură-te că dormi suficient: Prioritizează obținerea unei cantități adecvate de somn în fiecare noapte, deoarece acesta joacă un rol vital în sănătatea generală, inclusiv în digestie. Încearcă să dormi 7-8 ore de somn de calitate pentru a sprijini o digestie corectă și starea generală de bine.

În cele din urmă, evită consumul de ulei de ricin pe stomacul gol, deoarece acesta poate provoca disconfort sau crampe. Este mai bine să-l iei în timpul mesei sau amestecat cu un ulei purtător pentru a minimiza eventualele efecte secundare.

Rămâi bine hidratat atunci când folosești ulei de ricin, deoarece aportul adecvat de lichide poate ajuta la optimizarea efectelor sale asupra digestiei și mișcărilor intestinale.

Uleiul de ricin poate fi un remediu natural benefic pentru promovarea sănătății digestive. Proprietățile sale ajută la digestie, ameliorează constipația și susțin mișcările regulate ale intestinului. Cu toate acestea, este important să folosești uleiul de ricin în mod responsabil, urmând îndrumările profesioniștilor din domeniul sănătății și luând în considerare nevoile individuale și condițiile de sănătate. Prin includerea uleiului de ricin într-un abordaj holistic al sănătății digestive, poți contribui la menținerea unei funcții intestinale sănătoase și a stării generale de bine. Este important de menționat că, deși uleiul de ricin poate oferi ameliorare pentru constipația ocazională, nu trebuie utilizat ca soluție pe termen lung.

Surse:

1. Grigoleit HG, Grigoleit P. Gastrointestinal therapy with herbal drugs: An overview of scientific evidence and pharmacological principles. European Journal of Gastroenterology & Hepatology. 2005;17(2):117-124.

2. Grigoleit HG, Grigoleit P. Gastrointestinal clinical pharmacology of ricinoleic acid. Digestive Diseases and Sciences. 2007;52(9):2433-2440.

3. Badar VA, Thawani VR, Wakode PT, Shrivastava MP, Gharpure KJ, Hingorani LL. Efficacy of castor oil in treatment of constipation: A randomized, double-blind, placebo-controlled trial. Indian Journal of Gastroenterology. 2011;30(2):97-101.

4. Arslan GG, Eşer I. An examination of the effect of castor oil packs on constipation in the elderly. Complementary Therapies in Clinical Practice. 2011;17(1):58-62.

5. Ewe K, Uehleke B, Schaefer-Graf U, et al. Choleretic effects of herbal medicines and their active principles. Phytomedicine. 1996;2(3):235-239.

6. Läuchli S, Hasler WL. The use of castor oil as a stimulant laxative: Mechanisms and pharmacodynamics. Deutsche Medizinische Wochenschrift. 2015;140(18):1379-1384.

7. National Center for Complementary and Integrative Health. Herbs at a glance: Castor oil. Available at: https://www.nccih.nih.gov/health/castor-oil. Accessed July 5, 2023.

8. MedlinePlus. (2021). High-fiber foods. Retrieved from https://medlineplus.gov/ency/patientinstructions/000193.ht m. Accessed July 5, 2023.

9. Harvard Health Publishing. (2018). The gut-brain connection. Retrieved from https://www.health.harvard.edu/diseases-and-conditions/th e-gut-brain-connection. Accessed July 5, 2023.

10. National Institute of Diabetes and Digestive and Kidney Diseases. (2017). Eating, Diet, & Nutrition for Constipation. Retrieved from https://www.niddk.nih.gov/health-information/digestive-dise ases/constipation/eating-diet-nutrition. Accessed July 5, 2023.

11. Mayo Clinic. (2020). Stress management. Retrieved from https://www.mayoclinic.org/healthy-lifestyle/stress-manage ment/basics/stress-basics/hlv-20049495. Accessed July 5, 2023.

12. Harvard Health Publishing. (2017). Probiotics may help your digestive health. Retrieved from https://www.health.harvard.edu/vitamins-and-supplements/health-benefits-of-taking-probiotics.Accessed July 5, 2023.

6: Uleiul de ricin pentru ameliorarea durerii

Remediul ancestral al uleiului de ricin a fost recunoscut de mult timp pentru proprietățile sale analgezice excepționale. De la calmarea durerilor articulare la ameliorarea durerilor musculare, uleiul de ricin a fost utilizat de secole ca soluție naturală pentru ameliorarea diferitelor tipuri de durere. În acest capitol, vom explora fascinantul univers al uleiului de ricin și vom analiza modul în care poate fi aplicat în mod eficient pentru ameliorarea durerii.

Eficacitatea uleiului de ricin în ameliorarea durerii poate fi atribuită compoziției sale unice și proprietăților terapeutice. Bogat în acid ricinoleic, un agent antiinflamator puternic, uleiul de ricin acționează ca un analgezic natural prin reducerea inflamației și calmarea țesuturilor iritate. Acest lucru îl face o alegere excelentă pentru ameliorarea durerilor articulare cauzate de afecțiuni precum artrita sau reumatismul.

Atunci când este aplicat topic, uleiul de ricin pătrunde adânc în zona afectată, oferind alinare și promovând circulația. Proprietățile sale lubrifiante ajută la reducerea frecării și inflamației, ameliorând astfel durerile și tensiunea musculară. Fie că ești un sportiv care se recuperează după un antrenament intens sau o persoană care resimte disconfort muscular general, uleiul de ricin poate oferi alinarea mult dorită.

O zonă specifică în care uleiul de ricin a arătat o eficacitate remarcabilă este ameliorarea durerilor menstruale. Căldura reconfortantă și proprietățile antiinflamatorii ale uleiului de ricin ajută la relaxarea mușchilor uterini și la diminuarea intensității durerilor menstruale. Aplicarea unei comprese calde cu ulei de ricin pe abdomenul inferior în timpul menstruației poate aduce o mare alinare și restabili o senzație de confort.

Versatilitatea uleiului de ricin pentru ameliorarea durerii depășește aplicarea sa topică. Când este consumat pe cale orală, poate oferi beneficii sistemice în reducerea durerii și inflamației din interiorul organismului. Cu toate acestea, este important de remarcat că consumul oral al uleiului de ricin ar trebui făcut sub îndrumarea unui profesionist din domeniul sănătății, deoarece dozajul sau utilizarea necorespunzătoare pot duce la efecte nedorite.

Pentru a profita pe deplin de proprietățile uleiului de ricin în ameliorarea durerii, există diverse metode de aplicare de luat în considerare. O abordare populară este utilizarea compreselor cu ulei de ricin. Aceste comprese implică înmuierea unui material textil în ulei de ricin cald și aplicarea acestuia pe zona afectată, acoperind-o cu o folie de plastic și o pernă termică pentru a spori absorbția. Acest lucru permite uleiului să pătrundă în profunzime în piele, oferind alinare localizată și promovând vindecarea.

O altă metodă eficientă este masajul cu ulei de ricin. Prin masarea ușoară a uleiului în piele, poți stimula circulația sanguină, relaxa mușchii tensionați și reduce durerea și rigiditatea. Această tehnică este în special benefică pentru durerile articulare și durerile musculare, deoarece combină proprietățile terapeutice ale uleiului cu manipularea fizică a zonei afectate.

Când folosești uleiul de ricin pentru ameliorarea durerii, este esențial să te asiguri că uleiul pe care îl alegi este de înaltă calitate și provine de la furnizori de încredere. Uleiul de ricin organic, presat la rece, este preferat, deoarece păstrează compușii terapeutici în cantitate maximă și evită potențialele contaminări sau aditivi.

Includerea uleiului de ricin în rutina de gestionare a durerii poate oferi o alternativă naturală și eficientă la metodele convenționale de ameliorare a durerii. Cu toate acestea, este important să-ți amintești că, deși uleiul de ricin poate oferi alinare temporară, nu este o soluție pentru afecțiunile subiacente. Dacă ai dureri cronice sau severe, este crucial să consulți un profesionist din domeniul sănătății pentru o evaluare completă și un plan de tratament adecvat.

Pe măsură ce încheiem acest capitol despre uleiul de ricin pentru ameliorarea durerii, merită să recunoaștem înțelepciunea naturii și incredibilele proprietăți de vindecare pe care le oferă. De la civilizațiile antice până în zilele noastre, uleiul de ricin a trecut testul timpului ca un remediu de încredere pentru calmarea durerii și disconfortului. Prin acceptarea puterii acestui elixir natural, ne putem dota pe noi înșine cu alinare și putem îmbunătăți starea noastră generală de bine.

Surse:
1. Badar, A., Kaushal, S., Shukla, V., & Kumar, A. (2015). Ricinus communis L.: A Review. International Journal of Pharmaceutical Sciences and Research, 6(11), 4570-4582.
2. Vieira, C., Evangelista, S., Cirillo, R., Lippi, A., & Maggi, C. A. (2000). Effect of ricinoleic acid in acute and subchronic experimental models of inflammation. Mediators of Inflammation, 9(5), 223-228.
3. Sorinola, O., & Onasanya, O. (2017). Evaluation of Analgesic and Anti-inflammatory Activities of Castor Oil

(Ricinus communis) in Rats. Journal of Applied Pharmaceutical Science, 7(8), 45-50.

4. Walker, S. C., Trotter, P. D., Swaney, W. T., Marshall, A., & Mcglone, F. P. (2017). C-tactile afferents: Cutaneous mediators of oxytocin release during affiliative tactile interactions? Neuropeptides, 64, 27-38.

5. Elnaggar, Y. S., & El-Massik, M. A. (2010). Effect of Volatile Oils and Their Nanoemulsion Dosage Forms on Wound Healing in Rats. Pharmaceutical Biology, 48(11), 1224-1231.

6. Ulbricht, C. (2012). Natural Standard Herb & Supplement Guide: An Evidence-Based Reference. St. Louis, MO: Elsevier/Mosby.

7. Pazyar, N., Yaghoobi, R., Bagherani, N., & Kazerouni, A. (2013). A review of applications of tea tree oil in dermatology. International Journal of Dermatology, 52(7), 784-790.

8. National Center for Complementary and Integrative Health. (2019). Aromatherapy. Retrieved from https://www.nccih.nih.gov/health/aromatherapy

9. Buckle, J. (2015). Clinical Aromatherapy: Essential Oils in Healthcare. London, UK: Elsevier Health Sciences.

10. United States Food and Drug Administration. (2020). Code of Federal Regulations Title 21: Subpart B - Substances for Use in Manufacturing or Processing Dairy Products. Retrieved from https://www.accessdata.fda.gov/scripts/cdrh/cfdocs/cfCFR/CFRSearch.cfm?fr=184.1250

11. Garg, S., & Tomar, P. P. (2020). Effectiveness of Castor Oil Pack versus Hot Fomentation and Placebo on Knee Osteoarthritis: A Randomized Controlled Trial. Journal of Complementary and Integrative Medicine, 17(2). doi:10.1515/jcim-2019-0127

12. Heron, K. E., Everhart, R. S., & McHale, S. M. (2017). Management of Menstrual Symptoms: A Review of Current Treatment Options. Obstetrics and Gynecology Clinics of North America, 44(2), 235-253.

13. Aziz, Z. (2018). Herbal Medicines: A Comprehensive Review of Their Use in Obstetrics and Gynecology. Arabian Journal of Chemistry, 11(6), 792-809.

14. Harvard Health Publishing. (2019). The Gut-Brain Connection. Retrieved from https://www.health.harvard.edu/diseases-and-conditions/the-gut-brain-connection

15. National Institute of Diabetes and Digestive and Kidney Diseases. (2019). Eating, Diet, & Nutrition for Irritable Bowel Syndrome. Retrieved from https://www.niddk.nih.gov/health-information/digestive-diseases/irritable-bowel-syndrome/eating-diet-nutrition

16. Quigley, E. M. (2017). Gut Bacteria in Health and Disease. Gastroenterology & Hepatology, 13(3), 164-167.

17. Drossman, D. A. (2016). Functional Gastrointestinal Disorders: History, Pathophysiology, Clinical Features, and Rome IV. Gastroenterology, 150(6), 1262-1279.

18. Harvard Health Publishing. (2018). Can Gut Bacteria Improve Your Health? Retrieved from https://www.health.harvard.edu/staying-healthy/can-gut-bacteria-improve-your-health

19. Valdes, A. M., Walter, J., Segal, E., & Spector, T. D. (2018). Role of the Gut Microbiota in Nutrition and Health. The BMJ, 361, k2179.

20. Sonnenburg, E. D., & Sonnenburg, J. L. (2019). The Preservation of Perishable Commensals in the Gut. Cell Host & Microbe, 25(3), 297-300.

21. Tsilimigras, M. C. B., Fodor, A. A., & Jobin, C. (2018). The Precision Timing of Gut Microbiota Profiling: Are We Ready for the Microbiome Clock? Gut, 67(12), 2151-2154.

7: Uleiul de ricin pentru detoxifiere

Detoxifierea este un proces esențial pentru menținerea unei sănătăți optime. Corpul nostru este constant expus la toxine din mediu, alimente, alegeri de stil de viață și diverse alte surse. Aceste toxine se pot acumula în organele noastre, în special în ficat și sistemul digestiv, împiedicându-le funcționarea corespunzătoare. Din fericire, natura ne-a oferit un aliat puternic sub forma uleiului de ricin. În acest capitol, vom explora modul în care uleiul de ricin poate susține procesele de detoxifiere în corp, cu o atenție specială asupra ficatului și sistemului digestiv. Vom analiza beneficiile compreselor cu ulei de ricin pentru detoxifiere și vom oferi îndrumări privind modul de creare și utilizare eficientă a acestora.

Uleiul de ricin este folosit de secole ca remediu natural pentru detoxifiere. Conține compuși puternici precum acidul ricinoleic, care au proprietăți antiinflamatorii, antimicrobiene și analgezice. Atunci când este aplicat extern, uleiul de ricin poate pătrunde adânc în țesuturi, stimulând circulația și promovând eliminarea toxinelor. Capacitatea sa de a îmbunătăți fluxul limfatic și de a îmbunătăți digestia sprijină în continuare procesele naturale de detoxifiere ale organismului.

Ficatul, organul nostru principal de detoxifiere, joacă un rol vital în filtrarea toxinelor și a produselor de deșeuri din sânge. Uleiul de ricin, cu compușii săi terapeutici puternici, este recunoscut de secole ca un ajutor natural în detoxifierea ficatului, stimulând funcția sa și promovând producția de bilă. Bila este esențială pentru descompunerea și eliminarea toxinelor, ajutând la eliminarea lor din organism. Compoziția unică a uleiului de ricin, inclusiv acidul ricinoleic și alte acizi grași, acționează sinergic pentru a îmbunătăți funcția ficatului și a promova eliminarea substanțelor nocive.

Utilizarea regulată a compreselor cu ulei de ricin poate ajuta la îmbunătățirea sănătății ficatului și la creșterea capacității sale de detoxifiere.

Pe lângă aceasta, atunci când uleiul de ricin este ingerat, stimulează producția și fluxul de bilă, o substanță produsă de ficat care ajută la digestia și absorbția grăsimilor. Creșterea fluxului de bilă ajută ficatul să elimine toxinele, permitând o detoxifiere eficientă. Astfel, uleiul de ricin acționează ca un laxativ ușor, promovând mișcările intestinale și prevenind reabsorbția toxinelor în tractul digestiv.

Căile de detoxifiere ale ficatului implică o serie de reacții enzimatice care convertesc substanțele toxice în forme mai puțin periculoase pentru eliminare. Uleiul de ricin oferă suport esențial acestor căi prin îmbunătățirea activității enzimatice și îmbunătățirea eficienței proceselor de detoxifiere. Ajută la descompunerea și eliminarea toxinelor, asigurând funcționarea optimă a ficatului.

Un alt aspect semnificativ al proprietăților de detoxifiere ale uleiului de ricin constă în capacitatea sa de a susține un microbiom intestinal sănătos. Microbiota intestinală, comunitatea complexă de microorganisme care rezidă în tractul nostru digestiv, joacă un rol crucial în detoxifiere. Prin promovarea unui microbiom echilibrat, uleiul de ricin ajută la optimizarea sănătății intestinale și susține eliminarea toxinelor.

Pentru a profita de puterea detoxifiantă a uleiului de ricin, pot fi utilizate diverse metode de administrare. Consumul oral este o abordare, cu doza și durata recomandate variind în funcție de nevoile individuale și de starea de sănătate. Se recomandă consultarea unui profesionist din domeniul sănătății pentru a determina regimul adecvat pentru circumstanțele tale specifice.

O altă metodă este aplicarea compreselor cu ulei de ricin, care sunt folosite pe scară largă pentru a susține detoxifierea. Aceste comprese implică înmuierea unui material textil în ulei de ricin cald și plasarea acestuia pe zona dorită, de obicei zona ficatului sau abdomenul. Compresa este apoi acoperită cu folie de plastic și o pernă termică pentru a spori absorbția. Căldura blândă și proprietățile terapeutice ale uleiului de ricin promovează relaxarea, stimulează circulația sanguină și ajută la eliminarea toxinelor.

Compresele cu ulei de ricin pot oferi o gamă largă de beneficii, inclusiv:

1. Curățarea ficatului: Aplicarea compreselor cu ulei de ricin în zona ficatului poate ajuta la stimularea detoxifierii ficatului și susținerea sănătății acestuia în ansamblu.

2. Digestie îmbunătățită: Prin aplicarea compreselor cu ulei de ricin pe abdomen, poți promova o digestie sănătoasă, ameliora balonarea și susține mișcările intestinale regulate.

3. Alinare a durerii: Compresele cu ulei de ricin sunt cunoscute pentru capacitatea lor de a ameliora durerile asociate cu inflamația, cum ar fi durerile articulare și musculare.

Crearea și utilizarea compreselor cu ulei de ricin:

Crearea unei comprese cu ulei de ricin este simplă și necesită doar câteva materiale. Vei avea nevoie de ulei de ricin presat la rece de înaltă calitate, un material textil din bumbac sau pânză, folie de plastic și o pernă termică sau o sticlă cu apă caldă. Iată un ghid simplu pas cu pas:

1. Îndoaie materialul într-o dimensiune suficient de mare pentru a acoperi zona dorită, cum ar fi ficatul sau abdomenul.

2. Înmuiere materialul în ulei de ricin până când este saturat, dar nu picură.

3. Așează materialul pe zona țintă și acoperă-l cu folie de plastic pentru a preveni petele de ulei.

4. Aplică o pernă termică sau o sticlă cu apă caldă peste compresă pentru a crea o căldură blândă.

5. Relaxază-te și lasă compresa să acționeze timp de 30-60 de minute, permițând uleiului să pătrundă și să-și facă efectul.

Detoxifierea este o parte integrantă a menținerii sănătății și stării generale de bine. Uleiul de ricin, cu proprietățile sale unice, poate susține procesele naturale de curățare ale corpului, în special în ficat și sistemul digestiv. Prin utilizarea compreselor cu ulei de ricin, poți îmbunătăți detoxifierea, promova sănătatea ficatului, îmbunătăți digestia și experimenta multele beneficii pe care le oferă. Prin includerea uleiului de ricin în rutina ta de bunăstare, îți oferi posibilitatea de a prospera într-o lume tot mai toxică.

Deși uleiul de ricin poate fi un instrument eficient în susținerea detoxifierii, este esențial să completezi utilizarea acestuia cu un stil de viață sănătos. Adoptarea unei diete nutritive, exercițiilor regulate și hidratarea adecvată sunt cruciale pentru menținerea stării generale de bine și a detoxifierii optime. În plus, adoptarea tehnicilor de gestionare a stresului și reducerea expunerii la toxinele din mediu sprijină în continuare procesele naturale de detoxifiere ale organismului.

Merită menționat că detoxifierea este un proces continuu, iar efectele uleiului de ricin pot varia de la o persoană la alta. Durata și frecvența utilizării uleiului de ricin ar trebui adaptate nevoilor și toleranței tale specifice. Ca orice remediu natural, este important să asculți corpul tău, să observi orice reacții sau disconfort și să ajustezi utilizarea în consecință.

În concluzie, uleiul de ricin oferă un aliat natural și puternic în susținerea proceselor de detoxifiere ale corpului. Compoziția sa unică și proprietățile terapeutice îl fac un instrument valoros pentru îmbunătățirea funcției ficatului, promovarea unei digestii sănătoase și optimizarea eliminării toxinelor. Prin includerea uleiului de ricin într-o abordare holistică a bunăstării, ne putem strădui să avem o viață mai curată, mai sănătoasă și mai vibrantă.

Surse:

1. Gershwin, M. E., & Borchers, A. T. (2003). Castor oil: a medical miracle? International Journal of Dermatology, 42(1), 1-3.

2. Vieira, C., Evangelista, S., Cirillo, R., Lippi, A., Maggi, C. A., & Manzini, S. (2000). Effect of ricinoleic acid in acute and subchronic experimental models of inflammation. Mediators of Inflammation, 9(5), 223-228.

3. Poddar, M. K., Campbell, M. C., & Zimniak, P. (2001). The effect of ricinoleic acid on drug metabolizing enzymes of the liver. Drug Metabolism and Disposition, 29(6), 955-962.

8: Alte beneficii ale uleiului de ricin pentru sănătate

Uleiul de ricin, renumit pentru proprietățile sale versatile, oferă o multitudine de beneficii pentru sănătate în afara aplicațiilor bine-cunoscute. În acest capitol, vom explora fascinanta gamă de avantaje suplimentare pe care uleiul de ricin le aduce în discuție. De la efectele sale antiinflamatorii la susținerea sistemului imunitar și chiar proprietățile potențial anticancerigene, uleiul de ricin continuă să captiveze cercetătorii și entuziaștii de sănătate deopotrivă. Vom analiza cercetările și studiile emergente pentru a lumina aceste descoperiri interesante. Cu toate acestea, așa cum se întâmplă cu orice remediu puternic, este important să abordăm utilizarea uleiului de ricin cu prudență. Vom discuta și despre contraindicații, posibile efecte secundare și vom oferi îndrumări pentru utilizarea în condiții de siguranță.

Un puternic antiinflamator:
Uleiul de ricin are proprietăți puternice antiinflamatoare care pot beneficia o varietate de afecțiuni de sănătate. Componenta principală responsabilă de aceste efecte este acidul ricinoleic, care acționează ca un analgezic natural și inhibă producția de compuși inflamatori în organism. Prin reducerea inflamației, uleiul de ricin poate ajuta la ameliorarea simptomelor de artrită, dureri articulare și afecțiuni inflamatorii ale pielii, cum ar fi eczemele și psoriazisul. În plus, poate contribui la ameliorarea disconfortului asociat cu durerile de cap și migrenele.

Sprijinirea sistemului imunitar:

Sistemul imunitar este apărarea naturală a organismului împotriva agenților patogeni și bolilor. Uleiul de ricin a demonstrat că susține funcția imunitară, datorită proprietăților sale imunomodulatoare. Studiile sugerează că uleiul de ricin poate îmbunătăți activitatea celulelor imunitare, cum ar fi limfocitele și macrofagele, întărind astfel răspunsul imunitar. Prin includerea uleiului de ricin în rutina ta de bunăstare, poți întări apărarea organismului și reduce riscul de infecții și boli.

Explorarea potențialului anticancerigen al uleiului de ricin:

Cercetările emergente au relevat dovezi intrigante cu privire la potențialul anticancerigen al uleiului de ricin. Studiile au arătat că anumiți compuși prezenți în uleiul de ricin, cum ar fi acidul ricinoleic, pot inhiba creșterea celulelor canceroase și pot induce apoptoza, moartea celulară programată. Cu toate acestea, este necesară efectuarea de cercetări suplimentare pentru a înțelege pe deplin mecanismele și aplicațiile potențiale, iar aceste constatări reprezintă o promisiune pentru terapiile viitoare împotriva cancerului. Cu toate acestea, este crucial de menționat că uleiul de ricin nu înlocuiește tratamentele convenționale pentru cancer și este recomandat să cauți îndrumare medicală.

Note de precauție și îndrumări:

Deși uleiul de ricin oferă numeroase beneficii pentru sănătate, și deși mulți oameni l-au folosit cu succes fără a lua în considerare următoarele precauții, este important să fii precaut și să iei în considerare circumstanțele individuale. Iată câteva note de precauție, contraindicații și îndrumări pentru utilizarea în condiții de siguranță:

1. Alergii: Unele persoane pot avea alergie la uleiul de ricin. Efectuează un test pe o porțiune mică de piele înainte de a-l utiliza pe piele sau oral, pentru a verifica orice reacții adverse.

2. Consum oral: Uleiul de ricin ar trebui luat oral sub supraveghere medicală. De obicei, nu este recomandat femeilor însărcinate, mamelor care alăptează sau persoanelor cu afecțiuni digestive.

3. Aplicare topică: Atunci când utilizezi uleiul de ricin topic, diluează-l cu un ulei purtător pentru a preveni iritația pielii. Evită aplicarea pe răni deschise sau piele zgâriată.

4. Copii și animale de companie: Consultă un profesionist din domeniul sănătății înainte de a utiliza uleiul de ricin la copii sau animale de companie, deoarece sensibilitatea lor poate fi diferită.

5. Stocare și calitate: Asigură-te că achiziționezi ulei de ricin presat la rece de înaltă calitate și depozitează-l într-un loc răcoros și întunecat pentru a-i menține potențialul.

Surse:

1. Vieira, C., Evangelista, S., Cirillo, R., Lippi, A., Maggi, C. A., & Manzini, S. (2000). Effect of ricinoleic acid in acute and subchronic experimental models of inflammation. Mediators of Inflammation, 9(5), 223-228.

2. Vieira, C., et al. (2001). Investigation into the mechanism of action of castor oil. Phytotherapy Research, 15(4), 275-279.

3. Fiebig, H. H., & Vogel, H. G. (1984). Effect of ricinoleic acid on arachidonate metabolism in intact and disrupted human platelets. Prostaglandins, 28(4), 483-491.

4. Lopes, J. G., & Macedo, R. O. (2017). Antitumor effect of ricinoleic acid ester derivatives from castor oil (Ricinus communis) on human cancer cells. Medicinal Chemistry Research, 26(11), 2654-2660.

5. Arslan, G. G., et al. (2014). Anticancer activities of Nigella sativa (black cumin). African Journal of Traditional, Complementary and Alternative Medicines, 11(3), 36-41.

9: Uleiul de ricin pentru reducerea anxietății

Anxietatea este o afecțiune comună și debilitantă care afectează milioane de oameni din întreaga lume. În timp ce există diverse opțiuni de tratament disponibile, unii indivizi caută terapii complementare pentru a ameliora simptomele de anxietate. În ultimii ani, uleiul de ricin a câștigat atenție ca posibil remediu natural pentru ameliorarea anxietății. În acest capitol, vom explora relația dintre uleiul de ricin și anxietate, examinând mecanismele sale potențiale și oferind sugestii practice pentru a-l integra în rutina de gestionare a anxietății.

Înțelegerea anxietății:
        Anxietatea este mai mult decât sentimentul de stres sau îngrijorare. Este o afecțiune complexă a sănătății mintale care poate apărea în diverse moduri, inclusiv prin sentimente persistente de frică, neliniște și îngrijorare excesivă. Anxietatea poate afecta semnificativ calitatea vieții unei persoane, având un impact asupra relațiilor, performanței în muncă și stării generale de bine.

Beneficiile potențiale ale uleiului de ricin pentru ameliorarea anxietății:
        Deși cercetările privind impactul direct al uleiului de ricin asupra anxietății sunt limitate, se crede că proprietățile sale liniștitoare și ritualul de îngrijire personală asociat cu utilizarea sa pot contribui la reducerea anxietății. Iată câteva moduri potențiale în care uleiul de ricin poate ajuta la ameliorarea simptomelor de anxietate:

1. Ritual de îngrijire personală hidratant: Masarea uleiului de ricin pe piele poate oferi o experiență reconfortantă și liniștitoare. Participarea la ritualuri de îngrijire personală a fost demonstrată că reduce stresul și promovează relaxarea, putând ameliora simptomele de anxietate.

2. Proprietăți hrănitoare: Uleiul de ricin conține acizi grași esențiali, antioxidanți și alte compuși hrănitori care pot beneficia pielea și țesuturile subiacente. Când este aplicat topic, aceste proprietăți pot îmbunătăți sănătatea pielii și pot promova o stare de bine, ceea ce poate contribui indirect la ameliorarea anxietății.

3. Miros și aromaterapie: Uleiul de ricin are un miros ușor și plăcut care poate avea un efect calmant asupra minții și corpului. Aromaterapia, utilizarea mirosurilor pentru a promova relaxarea și starea emoțională de bine, este o terapie complementară populară în gestionarea anxietății. Aroma blândă a uleiului de ricin poate fi utilizată în combinație cu tehnici de relaxare pentru a crea un mediu reconfortant.

Sfaturi practice pentru utilizarea uleiului de ricin în ameliorarea anxietății:

1. Auto-masaj cu ulei de ricin: Creează un ritual reconfortant prin aplicarea uleiului de ricin pe corp, în special în zonele unde se simte adesea tensiune, cum ar fi gâtul, umerii și tâmplele. Masează ușor uleiul în piele folosind mișcări circulare, concentrându-te pe promovarea relaxării și eliberarea tensiunii musculare.

2. Amestec de aromaterapie: Combina câteva picături de ulei de ricin cu un ulei purtător, precum uleiul de migdale sau uleiul de cocos. Folosește acest amestec pentru a crea un ulei de masaj calmant sau adaugă-l

într-un difuzor pentru a îmbiba mediul cu aroma sa liniștitoare.

3. Tehnici de relaxare: Integrează aplicarea uleiului de ricin în practici de relaxare precum exercițiile de respirație profundă, meditația sau yoga. Combinarea experienței senzoriale oferite de ulei și tehnicile de relaxare poate îmbunătăți eficacitatea acestora în reducerea anxietății.

Deși uleiul de ricin nu poate vindeca anxietatea, proprietățile sale liniștitoare potențiale și ritualurile de îngrijire personală asociate utilizării acestuia pot oferi un sprijin complementar în gestionarea anxietății. Integrarea uleiului de ricin în rutina de îngrijire personală poate crea o stare de relaxare și bine, contribuind la o abordare holistică a ameliorării anxietății. Amintește-ți că este esențial să consulți un profesionist din domeniul sănătății pentru un plan de tratament cuprinzător care să abordeze nevoile tale specifice. Explorând beneficiile potențiale ale uleiului de ricin și integrându-l în rutina de gestionare a anxietății, poți face pași către găsirea liniștii și serenității în călătoria ta către bunăstare.

Surse:
1. World Health Organization. (2017). Depression and Other Common Mental Disorders: Global Health Estimates. World Health Organization.
2. Yim, V. W. C., Ng, A. K. Y., & Tsang, H. W. H. (2015). A Review on the Effects of Aromatherapy for Patients with Depressive Symptoms. The Journal of Alternative and Complementary Medicine, 21(7), 396-410.

10: Uleiul de ricin pentru reducerea febrei

Febră este un simptom comun care însoțește adesea diverse boli, inclusiv infecții și afecțiuni inflamatorii. Deși, de obicei, este necesară intervenția medicală pentru a aborda cauza subiacentă a febrei, unii indivizi explorează terapii complementare pentru a ajuta la gestionarea simptomelor febrei. În ultimii ani, uleiul de ricin a fost considerat un posibil remediu natural pentru reducerea febrei. În acest capitol, vom explora relația dintre uleiul de ricin și febră, examinând mecanismele sale potențiale și oferind sugestii practice pentru a-l integra în rutina de gestionare a febrei.

Înțelegerea febrei:

Febra este răspunsul natural al organismului la infecții sau inflamații, declanșat de sistemul imunitar pentru a combate agenții patogeni sau pentru a promova vindecarea. Se caracterizează prin creșterea temperaturii corpului peste intervalul normal. Deși febra este, în general, inofensivă și adesea se rezolvă de la sine, poate cauza disconfort și îngrijorare, în special la copii și persoane cu sistem imunitar slăbit.

Beneficiile potențiale ale uleiului de ricin în reducerea febrei:

Deși cercetările științifice care examinează în mod specific rolul uleiului de ricin în reducerea febrei sunt limitate, unii indivizi cred că acesta poate ajuta la ameliorarea simptomelor febrei. Iată câteva moduri potențiale în care uleiul de ricin poate fi utilizat ca terapie complementară pentru reducerea febrei:

1. Efect de răcire: Aplicarea uleiului de ricin topic pe piele poate oferi o senzație de răcire, ceea ce poate ajuta la ameliorarea disconfortului asociat cu febra. Acest efect calmant poate contribui la o senzație de ușurare și confort în timpul episodului de febră.

2. Susținerea hidratării: Febra duce adesea la o pierdere crescută de lichide prin transpirație, ceea ce poate contribui la deshidratare. Utilizarea uleiului de ricin ca ulei purtător pentru uleiuri esențiale sau ca ingredient în soluții electrolitice făcute în casă poate ajuta la rehidratare, susținând starea generală de bine a organismului în timpul unei febre.

3. Îmbunătățirea relaxării: Actul de a masa uleiul de ricin pe piele poate promova relaxarea și o stare de calm, ceea ce poate fi benefic în timpul febrei. Crearea unui mediu liniștit și angajarea în practici de îngrijire personală pot ajuta la gestionarea stresului și la îmbunătățirea capacității organismului de a se vindeca.

Sfaturi practice pentru utilizarea uleiului de ricin în reducerea febrei:

1. Compresă răcoritoare cu ulei de ricin: Înmuiă un prosop curat sau o cârpă în apă rece, stoarce excesul de apă și apoi aplică un strat subțire de ulei de ricin pe material. Așază compresa pe frunte, încheieturi sau alte puncte de puls pentru a ajuta la răcirea corpului și a oferi alinare de la simptomele febrei.

2. Susținerea hidratării: Amestecă o cantitate mică de ulei de ricin cu o soluție electrolitică sau folosește-l ca ulei purtător pentru uleiuri esențiale care promovează hidratarea, cum ar fi uleiul de mentă sau de lămâie. Bea suficiente lichide pentru a rămâne hidratat și pentru a

sprijini procesele naturale de vindecare ale organismului în timpul febrei.

3. Relaxare și odihnă: Creează un mediu liniștit și odihnitor prin difuzarea uleiului de ricin sau utilizarea sa în practicile de aromaterapie. Combina-l cu uleiuri esențiale relaxante precum lavanda sau mușețelul pentru a amplifica relaxarea și a promova o stare de bine în timpul episoadelor de febră.

Deși uleiul de ricin nu înlocuiește tratamentul medical pentru cauza subiacentă a febrei, acesta poate oferi un sprijin complementar în gestionarea simptomelor febrei. Efectul de răcire, susținerea hidratării și beneficiile relaxării asociate utilizării uleiului de ricin pot contribui la o experiență mai confortabilă a febrei. Amintește-ți că este crucial să consulți un profesionist din domeniul sănătății pentru o evaluare și un plan de tratament cuprinzător pentru febră. Explorând beneficiile potențiale ale uleiului de ricin și integrându-l în rutina de gestionare a febrei, poți face pași către găsirea alinării și confortului în călătoria către starea de bine.

Surse:
1. Crooks, R. J. (2014). Body Temperature Regulation and Fever. Critical Care Nursing Clinics of North America, 26(4), 445-452.
2. O'Connor, A. (2014). Castor Oil. In Natural Remedies: Essential Oils, Herbal Medicines, and Other Natural Therapies (pp. 117-120). National Geographic.

11: Uleiul de ricin pentru vindecarea fracturilor osoase

Suferința provocată de o fractură osoasă poate fi o experiență dureroasă și provocatoare. În timp ce îngrijirea medicală adecvată este crucială pentru vindecare, unii oameni caută remedii suplimentare pentru a sprijini procesul de recuperare. Uleiul de ricin, renumit pentru posibilele sale proprietăți antiinflamatorii și de vindecare, a atras atenția ca terapie complementară pentru vindecarea fracturilor osoase. În acest capitol, vom explora beneficiile potențiale ale uleiului de ricin pentru fracturile osoase și vom discuta modalități practice de a-l integra în rutina de recuperare.

Înțelegerea fracturilor osoase:
O fractură osoasă apare atunci când un os se rupe sau se sparge din cauza unei forțe excesive sau a unui traumatism. Procesul de vindecare implică mai multe etape, inclusiv inflamație, formarea de țesut calus și remodelarea. Deși fracturile necesită în mod obișnuit intervenție medicală, terapiile complementare precum uleiul de ricin pot ajuta în procesul de vindecare prin reducerea inflamației, susținerea reparării țesuturilor și promovarea rezistenței osoase.

Beneficiile potențiale ale uleiului de ricin în vindecarea fracturilor osoase:
Uleiul de ricin oferă mai multe beneficii potențiale care pot contribui la vindecarea fracturilor osoase. Iată câteva modalități în care uleiul de ricin poate fi folosit ca

53

terapie complementară pentru vindecarea fracturilor osoase:

1. Proprietăți antiinflamatorii: Uleiul de ricin conține compuși cu efecte antiinflamatorii, care pot ajuta la reducerea umflăturii și inflamației din jurul zonei fracturate. Prin minimizarea inflamației, uleiul de ricin poate contribui la un mediu mai favorabil pentru vindecarea oaselor.

2. Susținerea reparației țesuturilor: Se crede că uleiul de ricin stimulează producția de colagen, o proteină crucială care joacă un rol în repararea țesuturilor și vindecarea rănilor. Prin promovarea sintezei de colagen, uleiul de ricin poate ajuta la formarea de țesut nou în zona fracturii.

3. Proprietăți hidratante și hrănitoare: Compoziția bogată a uleiului de ricin, inclusiv acizi grași și antioxidanți, poate oferi beneficii hidratante și hrănitoare pielii din jurul fracturii. Menținerea pielii bine hidratată și hrănită poate susține sănătatea generală a țesuturilor și poate facilita procesul de vindecare.

Sfaturi practice pentru utilizarea uleiului de ricin în vindecarea fracturilor osoase:

1. Aplicare topică: Masează ușor uleiul de ricin pe pielea din jurul zonei fracturate. Aplică o presiune moderată și efectuează mișcări circulare pentru a facilita absorția. Repetă acest proces de mai multe ori pe zi pentru a sprijini în continuare procesul de vindecare.

2. Comprese cu ulei de ricin: Creează o compresă cu ulei de ricin prin înmuierea unei bucati de pânză în ulei de ricin și plasarea acesteia pe zona fracturată. Acoperă compresa cu folie de plastic și aplică un sac de apă caldă sau o sticlă cu apă caldă deasupra pentru a amplifica efectele sale. Las-o să acționeze timp de 30-60 de minute

și repetă acest proces în mod regulat pentru rezultate optime.

Deși uleiul de ricin poate fi o terapie complementară potențială pentru vindecarea fracturilor osoase, este important să rețineți că acesta nu înlocuiește tratamentul medical sau îndrumarea profesională. Consultă un furnizor de îngrijire medicală pentru a determina cea mai potrivită abordare în cazul fracturii specifice și urmează recomandările lor pentru o vindecare optimă. Prin includerea uleiului de ricin ca măsură de sprijin, poți contribui potențial la crearea unui mediu de vindecare mai favorabil și la îmbunătățirea procesului general de recuperare.

Surse:

1. Vieira, C., Evangelista, S., Cirillo, R., Lippi, A., & Maggi, C. A. (2001). Protective Effect of Castor Oil on Mepigastric Ulcers in Rat: Role of Nitric Oxide, Prostaglandins, and Secretory Pathways. Journal of Pharmacology and Experimental Therapeutics, 299(2), 917-922.

2. Badar, M., Khan, R. A., Nadeem, M., Hussain, M., Bano, S., Janbaz, K. H., & Jabeen, Q. (2021). Phytochemical, Antioxidant, and Antibacterial Evaluation of Castor Oil and Its Value-Added Formulations. Evidence-Based Complementary and Alternative Medicine, 2021, 6669805.

12: Uleiul de ricin pentru sănătatea bărbaților

De-a lungul istoriei, uleiul de ricin a fost considerat pentru proprietățile sale medicinale și a fost utilizat tradițional pentru a trata diverse probleme de sănătate. În acest capitol, vom explora beneficiile potențiale ale uleiului de ricin în special pentru sănătatea bărbaților. De la promovarea sănătății prostatei la îmbunătățirea fertilității, uleiul de ricin a atras atenția ca remediu natural. Să explorăm detaliile și să descoperim cum uleiul de ricin poate susține sănătatea și bunăstarea bărbaților.

Promovarea sănătății prostatei:
Glanda prostatică joacă un rol crucial în sănătatea bărbaților, dar este susceptibilă la anumite afecțiuni precum mărirea în volum sau inflamația. Uleiul de ricin a fost recunoscut pentru beneficiile sale potențiale în promovarea sănătății prostatei. Proprietățile antiinflamatorii ale uleiului de ricin pot contribui la reducerea inflamației în glanda prostatică, ameliorând potențial simptomele asociate cu problemele de prostată. Aplicarea regulată a uleiului de ricin pe piele în zona abdomenului inferior, unde se află prostata, poate avea un efect calmant și poate sprijini sănătatea prostatei.

Îmbunătățirea fertilității:
Infertilitatea poate fi o problemă stresantă pentru bărbați și partenerii lor. Uleiul de ricin este considerat a avea proprietăți care pot îmbunătăți fertilitatea masculină. Cercetările sugerează că acidul ricinoleic găsit în uleiul de

ricin poate avea efecte pozitive asupra calității și mobilității spermei. Masajul regulat al scrotului cu ulei de ricin cald poate stimula circulația sângelui, reduce inflamația și poate îmbunătăți producția și mobilitatea spermei. Cu toate acestea, este important să consulți un profesionist medical pentru o evaluare cuprinzătoare și îndrumări referitoare la problemele de fertilitate.

Îmbunătățirea creșterii părului:
Căderea părului sau subțierea acestuia este o preocupare comună pentru bărbați. Uleiul de ricin este cunoscut pentru proprietățile sale hrănitoare și poate contribui la promovarea creșterii părului. Efectele sale de hidratare pot hrăni scalpul, întări foliculii de păr și reduce ruperea părului. Masajele regulate ale scalpului cu ulei de ricin pot îmbunătăți circulația sângelui, furnizând substanțe nutritive esențiale foliculilor de păr și promovând o creștere sănătoasă și bogată a părului.

Îmbunătățirea sănătății pielii:
Bărbații se confruntă adesea cu probleme legate de piele, precum uscăciunea, acnee sau iritații. Proprietățile hidratante și antibacteriene ale uleiului de ricin pot ajuta la abordarea acestor probleme. Uleiul de ricin pătrunde adânc în piele, oferind hidratare și nutriție. Proprietățile antimicrobiene ale uleiului de ricin pot ajuta, de asemenea, la combaterea bacteriilor care contribuie la apariția acneei. Aplicarea unei cantități mici de ulei de ricin pe piele în mod regulat poate promova sănătatea pielii și poate ameliora problemele comune ale pielii.

Deși uleiul de ricin a fost folosit tradițional pentru sănătatea bărbaților, este important de menționat că experiențele individuale pot varia. Este recomandat să consulți un profesionist medical înainte de a include uleiul de ricin în rutina ta de sănătate, mai ales dacă ai anumite afecțiuni medicale sau urmezi tratamente medicamentoase. În plus, menținerea unui stil de viață sănătos, inclusiv o alimentație echilibrată, exerciții fizice regulate și gestionarea stresului, este vitală pentru bunăstarea generală. Prin înțelegerea beneficiilor potențiale ale uleiului de ricin și utilizarea sa ca parte a unei abordări holistice a sănătății bărbaților, poți îmbunătăți starea de bine și susține funcțiile naturale ale corpului.

Surse:

1. Kilinc, F., & Aydin, S. (2020). The Effect of Ricinoleic Acid on Sperm Parameters and Chromatin Condensation in Male Rats. Drug and Chemical Toxicology, 1-7.

2. Thapa, S., & Poudel, B. (2019). Castor Oil: A Potential Bioactive Agent with Antimicrobial, Antioxidant, and Wound Healing Activities. Biomedicine & Pharmacotherapy, 111, 537-542.

13: Uleiul de ricin pentru sănătatea femeilor

În sfera remedierilor naturale, uleiul de ricin are o reputație îndelungată pentru beneficiile potențiale în sănătatea femeilor. De la abordarea ciclurilor menstruale neregulate la susținerea fertilității, uleiul de ricin a fost utilizat tradițional pentru a promova bunăstarea femeilor. În acest capitol, vom explora avantajele potențiale ale uleiului de ricin și aplicațiile acestuia pentru problemele de sănătate ale femeilor. Să începem această călătorie și să descoperim cum uleiul de ricin poate contribui la starea generală de bine a unei femei.

Reglarea ciclurilor menstruale:
Ciclurile menstruale neregulate pot fi o sursă de îngrijorare și disconfort pentru multe femei. Uleiul de ricin a fost utilizat tradițional pentru a ajuta la reglarea ciclurilor menstruale și la promovarea echilibrului hormonal. Acidul ricinoleic din uleiul de ricin se crede că are un impact asupra prostaglandinelor, compuși asemănători hormonilor care joacă un rol în ciclul menstrual. Aplicarea unei comprese cu ulei de ricin pe abdomenul inferior, în special înainte și în timpul menstruației, poate ajuta la ameliorarea durerilor menstruale, reducerea inflamației și susținerea unui ciclu menstrual mai regulat.

Sprijinirea fertilității:
Pentru femeile care se confruntă cu probleme de fertilitate, uleiul de ricin a fost considerat un ajutor potențial în promovarea sănătății reproductive. Se crede că

stimulează circulația sângelui și susține uterul și ovarele. Compresele cu ulei de ricin, aplicate pe abdomenul inferior, pot ajuta la creșterea fluxului sanguin în regiunea pelviană, sprijinind astfel șansele de concepție. Cu toate acestea, este esențial să consulți un profesionist medical sau un specialist în fertilitate pentru îndrumare personalizată și pentru a aborda orice cauze subiacente ale infertilității.

Susținerea echilibrului hormonal:

Dezechilibrele hormonale pot duce la diverse simptome, cum ar fi schimbările de dispoziție, balonarea și cicluri menstruale neregulate. Uleiul de ricin se consideră că are proprietăți care pot ajuta la restabilirea echilibrului hormonal în organism. Aplicarea compreselor cu ulei de ricin, combinată cu masaje delicate, poate oferi relaxare și sprijin producției naturale de hormoni a organismului. Este important să menții consecvența și să adopți o abordare holistică a sănătății femeilor, care include o alimentație echilibrată, exerciții fizice regulate și gestionarea stresului.

Deși uleiul de ricin a fost utilizat tradițional pentru sănătatea femeilor, este important de menționat că experiențele individuale pot varia. Fiecare corp este unic, iar înainte de a include uleiul de ricin în rutina ta de sănătate, este recomandat să consulți un profesionist medical, în special dacă ai anumite afecțiuni medicale sau urmezi tratamente medicamentoase. În plus, adoptarea unei abordări holistice a sănătății femeilor, inclusiv un stil de viață sănătos, gestionarea stresului și comunicarea deschisă cu furnizorul tău de îngrijire medicală, poate contribui la starea generală de bine. Prin înțelegerea beneficiilor potențiale ale uleiului de ricin și utilizarea sa ca parte a unei abordări cuprinzătoare a sănătății femeilor, poți să te responsabilizezi și să susții procesele naturale ale organismului.

Surse:

1. Sorin, I., & Popescu, M. (2021). The Effect of Castor Oil Packs on Menstrual Pain and Dysmenorrhea in Women with Primary Dysmenorrhea: A Systematic Review. Complementary Therapies in Clinical Practice, 43, 101384.
2. Al-Snafi, A. E. (2015). The Pharmacological Importance of Ricinus communis – A Review. IOSR Journal of Pharmacy, 5(4), 39-46.

14: Oil Pulling pentru bunăstarea generală

În căutarea remedierilor naturale pentru sănătate, tehnica de oil pulling a câștigat popularitate datorită istoriei sale îndelungate și numărului tot mai mare de susținători. Această tehnică ancestrală implică mișcarea uleiului în gură pentru a promova sănătatea orală, îmbunătăți digestia și, potențial, oferi o gamă de alte beneficii pentru sănătate. În acest capitol, vom explora practica oil pulling, analizând avantajele potențiale și modul în care poate fi incorporată în rutina ta zilnică. Fii pregătit să pornești într-o călătorie pentru a descoperi minunile oil pulling-ului pentru starea de bine.

Oil pulling a câștigat popularitate datorită potențialului său de a îmbunătăți igiena orală și a promova sănătatea gingiilor. Procesul implică mișcarea în gură a unei lingurițe de ulei, cum ar fi uleiul de cocos sau uleiul de susan, timp de aproximativ 15-20 de minute, după care se scuipă. Această acțiune ajută la desprinderea plăcii, bacteriilor și altor impurități din gură, oferind o modalitate naturală de a menține sănătatea orală. Cercetările sugerează că oil pulling-ul poate reduce bacteriile dăunătoare, acumularea de plăci și inflamația în gură, contribuind la un miros mai proaspăt al respirației, gingii mai sănătoase și o gură mai curată în ansamblu.

Pe lângă sănătatea orală, oil pulling-ul a fost asociat cu beneficii potențiale pentru digestie. Mișcarea de clătire stimulează glandele salivare, care eliberează enzime pentru a iniția procesul de digestie. Această stimulare ușoară a sistemului digestiv poate ajuta la îmbunătățirea absorbției nutrienților și la susținerea sănătății digestive generale. În plus, proprietățile antimicrobiene ale anumitor uleiuri folosite în oil pulling, cum ar fi uleiul de cocos, pot ajuta la combaterea bacteriilor dăunătoare din intestin, promovând un echilibru sănătos al microorganismelor.

Inflamația este un factor comun în multe afecțiuni de sănătate. Oil pulling-ul, cu potențialul său de a reduce bacteriile și inflamația orală, poate contribui la o reducere mai amplă a inflamației în organism. Studiile sugerează că oil pulling-ul poate avea un impact pozitiv asupra markerilor inflamației, beneficiind potențial starea de sănătate și starea generală de bine. Cu toate acestea, este nevoie de mai multe cercetări pentru a înțelege pe deplin amploarea acestor efecte și implicațiile lor mai largi.

Oil pulling-ul oferă o adăugare naturală și potențial benefică la igiena orală și rutina generală de bunăstare. Prin incorporarea acestei practici ancestrale în viața ta de zi cu zi, poți promova sănătatea orală, sprijini digestia și potențial reduce inflamația în organism. Uleiul de ricin nu este folosit în mod obișnuit pentru oil pulling deoarece are un gust și o textură puternică care poate fi neplăcută pentru unele persoane. Îți recomand să adaugi o picătură de ulei esențial de mentă și să îl amesteci cu uleiul de ricin pentru a depăși problema gustului. În plus, uleiul de ricin are proprietăți laxative și poate cauza diaree dacă este ingerat în cantități mari. Deoarece îl pui în gură, te sfătuiesc să folosești uleiuri de înaltă calitate, cum ar fi uleiul de cocos sau uleiul de susan, și să clătești ușor pentru durata recomandată. Dacă dorești să folosești ulei de ricin, atunci folosește un ulei de ricin de calitate alimentară și dă-i un gust mai plăcut cu un ulei esențial de mentă. Oil pulling-ul nu trebuie folosit ca substitut al practicilor regulate de igienă dentară, cum ar fi periajul și folosirea ței dentare.

Ca orice practică de sănătate, este important să consulți dentistul sau furnizorul tău de îngrijire medicală pentru a te as

sigura că oil pulling-ul este potrivit pentru tine, în special dacă ai vreo afecțiune dentară existentă. Îmbrățișează înțelepciunea străveche a oil pulling-ului și experimentează beneficiile potențiale pe care le oferă în călătoria ta către bunăstare.

Surse:

1. Asokan, S., et al. (2009). Effect of Oil Pulling on Plaque and Gingivitis. Journal of Oral Health & Community Dentistry, 3(1), 12-18.
2. Peedikayil, F. C., et al. (2015). Effect of Coconut Oil in Plaque Related Gingivitis – A Preliminary Report. Nigerian Medical Journal, 56(2), 143-147.

15: Uleiul de ricin pentru ameliorarea durerilor de dinți

Când te lovește durerea de dinți, poate fi o durere pulsatilă și debilitantă care afectează viața ta de zi cu zi. În timp ce căutarea îngrijirii dentare profesionale este esențială, unele persoane se îndreaptă către remedii naturale pentru a ameliora durerea de dinți. Un astfel de remediu este uleiul de ricin, care se crede că are proprietăți antiinflamatorii ce pot ajuta la reducerea umflăturii și inflamației, oferind alinare de la disconfortul cauzat de durerea de dinți. În acest capitol, vom explora cum poate fi folosit uleiul de ricin ca remediu natural pentru durerea de dinți și vom oferi îndrumări practice privind aplicarea sa. Fii pregătit să descoperi puterea calmantă a uleiului de ricin pentru alinarea durerii de dinți.

Înțelegerea mecanismului:
Durerea de dinți este adesea cauzată de inflamație sau infecție în dinte sau în țesuturile înconjurătoare. Uleiul de ricin conține acid ricinoleic, un compus antiinflamator puternic, care se crede că ajută la reducerea umflăturii și calmarea inflamației. Când este aplicat topic pe zona afectată, uleiul de ricin poate oferi alinare prin calmarea țesuturilor inflamate și reducerea senzațiilor de durere. În plus, proprietățile sale hidratante pot ajuta la ameliorarea uscăciunii din gură și oferi o senzație de calmare dintelui și gingiilor afectate.

Aplicarea uleiului de ricin pentru alinarea durerii de dinți:

65

Pentru a folosi uleiul de ricin pentru alinarea durerii de dinți, urmează acești pași simpli:

1. Curățare: Începe prin a-ți clăti bine gura cu apă caldă pentru a îndepărta resturile de mâncare sau impuritățile.

2. Înmuiere a unei bucăți de bumbac: Ia o bucată de bumbac curat și înmoaie-o în ulei de ricin de înaltă calitate. Asigură-te că bumbacul este bine înmuiat, dar nu picurător.

3. Aplicare pe zona afectată: Așază ușor bumbacul înmuiat în ulei de ricin direct pe dinte sau pe zona care cauzează durere. Menține-l în poziție timp de câteva minute, permițând uleiului să pătrundă în dinte și în țesuturile înconjurătoare.

4. Repetă după necesitate: Poți repeta acest proces de mai multe ori pe zi sau după cum este necesar pentru a ameliora durerea de dinți. Asigură-te că înlocuiești bumbacul cu unul nou de fiecare dată.

Când te confrunți cu disconfortul unei dureri de dinți, uleiul de ricin poate oferi o soluție naturală și calmantă. Prin folosirea proprietăților sale antiinflamatorii, uleiul de ricin poate ajuta la reducerea umflăturii și inflamației, oferind alinare temporară de la durerea de dinți. Nu uita să cauți îngrijire dentară profesională pentru a aborda cauza subiacentă a durerii de dinți, deoarece uleiul de ricin este un remediu complementar și nu înlocuiește tratamentul profesional. Îmbrățișează puterea remediilor naturale și experimentează beneficiile potențiale ale uleiului de ricin pentru alinarea durerii de dinți.

Surse:

1. Vieira, C., & Evangelista, S. (2014). Effect of ricinoleic acid in acute and subchronic experimental models of inflammation. Mediators of Inflammation, 2014, 180478. doi: 10.1155/2014/180478

2. Soroye, M. O., et al. (2018). Anti-inflammatory, anti-nociceptive, and anti-ulcerogenic effects of castor oil on experimental animals. Journal of Intercultural Ethnopharmacology, 7(4), 343-350. doi: 10.5455/jice.20181024063712

16: Uleiul de ricin pentru ameliorarea sforăitului

Sforăitul poate fi o problemă deranjantă și frustrantă, afectând atât persoana care sforăie, cât și pe cei din jurul său. Deși există diverse remedii disponibile, unele persoane au recurs la uleiul de ricin ca soluție naturală pentru reducerea sforăitului. În acest capitol, vom explora modul în care uleiul de ricin poate ajuta la ameliorarea sforăitului și vom oferi îndrumări practice privind utilizarea sa. Descoperă beneficiile potențiale ale uleiului de ricin pentru reducerea sforăitului și creează condiții pentru nopți mai liniștite.

Înțelegerea mecanismului:
Sforăitul este adesea cauzat de îngustarea sau blocarea căilor respiratorii în timpul somnului, ceea ce duce la vibrații care produc sunetul caracteristic. Se crede că uleiul de ricin, datorită proprietăților sale unice, poate oferi alinare în cazul sforăitului. Atunci când este aplicat topic, uleiul de ricin poate ajuta la hidratarea și calmarea țesuturilor gâtului, reducând uscăciunea și inflamația. În plus, proprietățile antiinflamatorii și antimicrobiene ale uleiului de ricin pot ajuta la ameliorarea congestiei nazale și la promovarea unei respirații mai ușoare, reducând astfel factorii care contribuie la sforăit.

Utilizarea uleiului de ricin pentru reducerea sforăitului:

Pentru a beneficia de potențialele avantaje ale uleiului de ricin în reducerea sforăitului, urmează acești pași practici:

1. Compresă caldă: Înainte de culcare, pregătește o compresă caldă înmuind un prosop curat în apă caldă. Stoarce ușor excesul de apă.

2. Aplică ulei de ricin: Toarnă o cantitate mică de ulei de ricin de înaltă calitate pe prosopul cald. Asigură-te că prosopul este umed, dar nu picurător.

3. Așază pe gât: Așază cu atenție prosopul înmuiat în ulei de ricin în fața gâtului, concentrându-te pe zona de sub bărbie și în jurul gâtului. Permite căldurii și proprietăților calmante ale uleiului să pătrundă în piele.

4. Relaxare și respirație: Culcă-te într-o poziție confortabilă, închide ochii și respiră încet și adânc. Permite căldurii și aromei uleiului de ricin să-ți relaxeze mușchii și să promoveze o senzație de calm.

5. Repetă în mod regulat: Integrează această rutină în ritualul serii, repetând-o în mod regulat pentru a reduce potențial sforăitul în timp. Coerența este cheia pentru a obține beneficiile uleiului de ricin.

Alte moduri alternative prin care poți folosi uleiul de ricin pentru a lupta împotriva sforăitului sunt următoarele:

Picături nazale: Unele persoane utilizează uleiul de ricin sub formă de picături nazale pentru a ajuta la reducerea inflamației și congestiei în pasajele nazale, care pot contribui la sforăit. Pentru a utiliza acest remediu, amestecă câteva picături de ulei de ricin cu o cantitate egală de ulei de cocos sau ulei de măsline și aplică câteva picături în fiecare nară înainte de culcare.

Gargară: Gargarizarea cu o combinație de ulei de ricin și apă caldă înainte de culcare poate ajuta, de asemenea, la reducerea sforăitului. Pentru a prepara gargară, amestecă o linguriță de ulei de ricin cu o cană de apă caldă și fă gargară timp de 30 de secunde înainte de a scuipa lichidul.

Masaj: Masarea pieptului și a gâtului cu ulei de ricin înainte de culcare poate ajuta, de asemenea, la reducerea sforăitului. Acest lucru poate ajuta la relaxarea mușchilor și reducerea inflamației în gât, care poate contribui la sforăit.

Deși uleiul de ricin nu poate fi considerat un remediu definitiv pentru sforăit, el are potențial ca remediu complementar pentru reducerea episoadelor de sforăit. Prin hidratarea și calmarea țesuturilor gâtului, precum și prin abordarea congestiei nazale, uleiul de ricin poate contribui la deschiderea căilor respiratorii și la nopți mai liniștite. Cu toate acestea, este important să consulți un specialist în sănătate dacă sforăitul persistă sau se agravează, deoarece acesta ar putea indica o afecțiune de sănătate subiacentă. Descoperă puterea remediilor naturale și explorează beneficiile potențiale ale uleiului de ricin pentru ameliorarea sforăitului în călătoria către un somn odihnitor.

Surse:
1. Marwat, S. K., et al. (2017). Review - Ricinus communis - Ethnomedicinal uses and pharmacological activities. Pakistan Journal of Pharmaceutical Sciences, 30(1), 181-192.
2. Vieira, C., & Evangelista, S. (2014). Effect of ricinoleic acid in acute and subchronic experimental models of inflammation. Mediators of Inflammation, 2014, 180478. doi: 10.1155/2014/180478

17: Uleiul de ricin pentru somn și ameliorarea insomniei

Un somn odihnitor este vital pentru starea noastră generală de bine, însă mulți oameni se confruntă cu insomnie și tulburări de somn. În căutarea unor remedii naturale, unii oameni s-au îndreptat către uleiul de ricin ca soluție potențială pentru promovarea somnului și ameliorarea insomniei. În acest capitol, vom explora modul în care uleiul de ricin poate contribui la un somn mai bun și vom oferi îndrumări practice privind utilizarea sa. Descoperă proprietățile liniștitoare ale uleiului de ricin și eliberează potențialul pentru nopți liniștite și revigorante.

Știința din spatele somnului:
Înainte de a explora beneficiile uleiului de ricin, să înțelegem pe scurt știința din spatele somnului. Modelele noastre de somn sunt reglate de diferiți factori, inclusiv ciclul somn-veghe, producția de hormoni și activitatea cerebrală. Insomnia, caracterizată prin dificultatea de a adormi sau de a rămâne adormit, poate fi cauzată de factori precum stresul, anxietatea sau disconfortul fizic.

Rolul uleiului de ricin:
Uleiul de ricin, datorită compoziției sale unice, poate oferi beneficii potențiale pentru promovarea somnului și ameliorarea insomniei. Uleiul este bogat în acid ricinoleic, care are proprietăți antiinflamatorii și analgezice. Atunci când este aplicat topic sau inhalat, uleiul de ricin poate ajuta la relaxarea corpului, liniștirea minții și crearea unui mediu propice somnului odihnitor.

Aplicarea acestuia pe pleoape înainte de somn poate relaxa ochii și induce somnul. Cineva care suferea de insomnie raportează că a început să doarmă mai mult atunci când a aplicat ulei de ricin pe pleoape înainte de culcare.

Utilizarea uleiului de ricin pentru somn și ameliorarea insomniei:

Pentru a profita de beneficiile potențiale ale uleiului de ricin pentru promovarea somnului și ameliorarea insomniei, urmează acești pași practici:

1. Masaj cu ulei de ricin: Înainte de culcare, încălzește o cantitate mică de ulei de ricin de înaltă calitate frecându-l între palme. Masează ușor uleiul pe corp, concentrându-te pe zonele tensionate sau discomfortabile. Atingerea liniștitoare combinată cu aroma calmantă a uleiului de ricin poate ajuta la relaxarea mușchilor și la promovarea unei stări de liniște.

2. Aromaterapie: Creează o atmosferă liniștitoare în dormitorul tău utilizând un difuzor sau punând câteva picături de ulei de ricin pe o bucată de vată. Inspiră aroma profund, permițând mirosului calmant să inducă o stare de relaxare și să pregătească mintea pentru somn.

3. Baie caldă: Îmbunătățește-ți rutina de seară adăugând câteva picături de ulei de ricin într-o baie caldă. În timp ce te relaxezi în apa aromată, lasă căldura și proprietățile terapeutice ale uleiului să învăluie corpul, promovând relaxarea și pregătindu-te pentru un somn odihnitor.

4. Ritualul de culcare: Stabilește un ritual regulat de culcare care include ulei de ricin. Fie că este vorba de citit o carte, practicarea exercițiilor de respirație profundă sau desfășurarea unei activități relaxante, creează o rutină

care să indice corpului și minții că este timpul să te relaxezi și să te pregătești pentru somn.

Deși uleiul de ricin nu poate fi considerat o soluție garantată pentru insomnie, acesta are potențial ca remediu complementar pentru promovarea somnului și ameliorarea tulburărilor de somn. Prin includerea uleiului de ricin în rutina ta de seară prin masaj, aromaterapie sau baie relaxantă, poți crea un mediu liniștit care susține relaxarea și un somn odihnitor. Amintește-ți să consulți un specialist în sănătate dacă insomnia persistă sau se înrăutățește, deoarece aceasta poate indica afecțiuni de sănătate subiacente. Descoperă puterea remediilor naturale și explorează beneficiile potențiale ale uleiului de ricin în călătoria ta către un somn liniștit și revigorant.

Surse:
1. Vieira, C., & Evangelista, S. (2014). Effect of ricinoleic acid in acute and subchronic experimental models of inflammation. Mediators of Inflammation, 2014, 180478. doi: 10.1155/2014/180478
2. Marwat, S. K., et al. (2017). Review - Ricinus communis - Ethnomedicinal uses and pharmacological activities. Pakistan Journal of Pharmaceutical Sciences, 30(1), 181-192.
3. Khanye, R. (2020). He Never Left Me Alone, 134.

18: Uleiul de ricin pentru sănătatea ochilor și îmbunătățirea vederii

Ochii noștri sunt ferestre prețioase către lume, permițându-ne să experimentăm frumusețea și uimirea care ne înconjoară. Pe măsură ce înaintăm în vârstă, crește riscul de dezvoltare a problemelor de vedere, inclusiv a cataractei. În căutarea unor remedii naturale, unii oameni s-au îndreptat către uleiul de ricin, intrigati de potentialul sau de a reduce formarea cataractei și de a îmbunătăți vederea. În acest capitol, vom explora știința din spatele impactului uleiului de ricin asupra sănătății ochilor și vom oferi îndrumări practice privind utilizarea acestuia. Descoperiți beneficiile potențiale ale uleiului de ricin și abordați o perspectivă mai clară și mai luminoasă.

Înțelegerea Cataractei:

Înainte de a explora rolul uleiului de ricin, să înțelegem cataracta. Cataracta apare atunci când cristalinul ochiului devine tulbure, ducând la o vedere neclară și o claritate redusă. Dezvoltarea cataractei este adesea asociată cu înaintarea în vârstă, stresul oxidativ și acumularea de radicali liberi în ochi.

Uleiul de ricin conține mai multe compuși, precum antioxidanți și agenți antiinflamatori, care pot contribui la reducerea formării cataractei și îmbunătățirea vederii. Acești compuși lucrează împreună pentru a combate stresul oxidativ, a proteja împotriva deteriorării celulare și a promova sănătatea generală a ochilor.

Utilizarea Uleiului de Ricin pentru Sănătatea Ochilor:

Pentru a profita de beneficiile potențiale ale uleiului de ricin pentru sănătatea ochilor și îmbunătățirea vederii, urmați următoarele sfaturi practice:

1. Picături Oculare cu Ulei de Ricin: Utilizând o pipetă sterilă, aplicați cu grijă una sau două picături de ulei de ricin de înaltă calitate, presat la rece, direct în fiecare ochi. Înclinați capul în spate și trageți pleoapa inferioară în jos, permițând picăturilor să intre în ochi. Clipește ușor pentru a distribui uleiul pe suprafața ochiului. Se recomandă să faceți acest lucru înainte de culcare pentru a permite uleiului să acționeze pe timpul nopții.

2. Masaj al Pleoapelor: Înainte de a aplica picăturile oculare cu ulei de ricin, efectuați un masaj delicat în jurul zonei ochilor. Utilizați vârfurile degetelor pentru a aplica o cantitate mică de ulei de ricin și masați în mișcări circulare, pornind de la colțul interior al ochiului și deplasându-vă către exterior. Acest masaj ajută la îmbunătățirea circulației și promovează absorbția compușilor benefici din uleiul de ricin.

3. Consistența este Cheia: Pentru rezultate optime, mențineți o rutină regulată de aplicare a uleiului de ricin pe ochi. Consistența este cheia pentru a permite compușilor din uleiul de ricin să acționeze eficient în timp. Cu toate acestea, este important să consultați un specialist în îngrijirea ochilor înainte de a adăuga noi tratamente în regimul dumneavoastră de îngrijire a ochilor.

Deși uleiul de ricin prezintă promisiuni ca remediu natural pentru promovarea sănătății oculare și reducerea formării cataractei, este important să abordați utilizarea sa cu prudență și să consultați un specialist în îngrijirea ochilor. Prin aplicarea picăturilor oculare cu ulei de ricin și efectuarea masajelor delicate ale pleoapelor, puteți susține sănătatea și vitalitatea ochilor dumneavoastră. Amintiți-vă că menținerea unor controale oculare regulate și adoptarea unei abordări holistice a îngrijirii ochilor, inclusiv o dietă echilibrată și măsuri de protecție, sunt esențiale pentru menținerea sănătății optime a ochilor. Descoperiți beneficiile potențiale ale uleiului de ricin și îmbarcați-vă într-o călătorie către o viziune mai clară și ochi mai sănătoși.

Surse:

1. Das, B., et al. (2010). Studies on the in vitro antioxidant and free radical scavenging potential of castor oil. Journal of Pharmacy and Pharmacology, 62(9), 1117-1123. doi: 10.1111/j.2042-7158.2010.01158.x
2. Patil, U., et al. (2018). Castor oil: A vital industrial raw material. Biofuels from Algae, 105-120. doi: 10.1016/B978-0-12-811466-0.00007-7

19: Uleiul de ricin pentru vindecarea ligamentelor

Corpul nostru este o rețea complexă de oase, mușchi și ligamente care lucrează împreună pentru a oferi structură și mobilitate. Cu toate acestea, uneori accidentele sau activitățile solicitante pot duce la ruperea ligamentelor, cauzând durere și limitarea mobilității. În căutarea unor remedii naturale, uleiul de ricin a fost identificat ca un posibil ajutor în procesul de vindecare a ligamentelor rupte. În acest capitol, vom explora știința din spatele proprietăților vindecătoare ale uleiului de ricin și vom oferi îndrumări practice privind utilizarea acestuia. Descoperiți beneficiile potențiale ale uleiului de ricin și deschideți calea către o recuperare mai rapidă și mai eficientă.

Înțelegerea Ruperii Ligamentelor:
Înainte de a explora rolul uleiului de ricin, să înțelegem natura ruperii ligamentelor. Ligamentele sunt țesuturi fibroase și rezistente care conectează oasele și asigură stabilitatea articulațiilor. Când sunt supuse unei forțe excesive sau traumatisme, ligamentele se pot rupe, determinând durere, umflături și afectarea funcției articulare.

Puterea Vindecătoare a Uleiului de Ricin:
Uleiul de ricin conține compuși unici, precum acidul ricinoleic și diferiți acizi grași, care contribuie la proprietățile sale vindecătoare. Acești compuși au proprietăți antiinflamatorii și analgezice, care pot ajuta la

77

reducerea durerii, inflamației și la promovarea procesului de vindecare.

Utilizarea Uleiului de Ricin pentru Vindecarea Ligamentelor:

Pentru a profita de beneficiile potențiale ale uleiului de ricin pentru vindecarea ligamentelor, urmați următoarele sfaturi:

1. Aplicare Topică: Începeți prin a vă asigura că zona afectată este curată și uscată. Luați o cantitate generoasă de ulei de ricin presat la rece și masajul ușor în ligamentul afectat și în țesuturile înconjurătoare. Masați în mișcări circulare pentru a îmbunătăți circulația sângelui și a promova absorbția componentelor benefice ale uleiului de ricin. Repetați acest proces de două sau trei ori pe zi timp de câteva săptămâni sau până când se observă o îmbunătățire vizibilă.

2. Comprese și Bandaje: Pentru un suport suplimentar și pentru a amplifica efectele uleiului de ricin, puteți utiliza comprese sau bandaje. Înmuiați un șervețel curat în ulei de ricin călduț și aplicați-l direct pe zona afectată. Acoperiți compresa cu o folie de plastic și fixați-o cu un bandaj sau un înveliș elastic pentru a asigura un contact și o absorbție adecvată. Lăsați compresa să acționeze cel puțin 30 de minute, sau, preferabil, peste noapte, pentru a permite uleiului de ricin să pătrundă adânc în țesuturi. Repetați acest proces în mod regulat pentru rezultate optime.

3. Repaus și Reabilitare: În timp ce uleiul de ricin poate oferi suport în procesul de vindecare, este crucial să îl completați cu odihnă și reabilitare. Urmați indicațiile unui profesionist în domeniul sănătății sau al unui kinetoterapeut pentru a determina perioadele de odihnă

adecvate și pentru a efectua exerciții specifice pentru a întări ligamentele și a restabili funcția articulară.

Deși uleiul de ricin prezintă promisiuni ca terapie complementară pentru vindecarea ligamentelor, este important să abordați utilizarea sa ca parte a unui plan de tratament cuprinzător și sub îndrumarea unui profesionist în domeniul sănătății. Prin aplicarea uleiului de ricin topic și utilizarea compreselor sau bandajelor, puteți potențializa procesul de vindecare, reducând durerea și promovând refacerea țesuturilor. Amintiți-vă să încorporați odihnă și exerciții de reabilitare pentru o abordare holistică a recuperării ligamentelor. Descoperiți beneficiile potențiale ale uleiului de ricin și îmbarcați-vă într-o călătorie către o vindecare mai rapidă și mai eficientă a ligamentului rupt.

Surse:

1. Grady, H. (2009). Immunomodulation through castor oil packs. The Journal of Naturopathic Medicine, 7(1), 84-89.

2. Arslan, G. G., et al. (2013). An investigation of the effect of castor oil packs on constipation in the elderly. Complementary Therapies in Clinical Practice, 19(4), 184-187. doi: 10.1016/j.ctcp.2013.07.002

20: Uleiul de ricin pentru ameliorarea durerii în gât și calmarea tusei

Nu există nimic mai frustrant decât o durere în gât și o tuse insistentă care îți perturbă activitățile zilnice. În căutarea alinării, mulți se întorc la remedii tradiționale, iar un astfel de remediu care atrage atenția este uleiul de ricin. Cunoscut pentru proprietățile sale vindecătoare diverse, uleiul de ricin a demonstrat eficacitate în calmarea durerilor de gât și ameliorarea tusei. În acest capitol, vom explora știința din spatele eficacității sale și vom oferi îndrumări practice privind utilizarea uleiului de ricin pentru alinarea durerilor de gât și a tusei. Pregătește-te să descoperi puterea acestui remediu natural și să spui adio disconfortului gâtului și tusei persistente.

Înțelegerea Științei:
S-ar putea să te întrebi cum acționează uleiul de ricin asupra durerilor de gât și tusei. Secretul constă în compoziția sa unică și proprietățile terapeutice. Uleiul de ricin este bogat în acid ricinoleic, un agent antiinflamator și antimicrobian puternic. Atunci când este aplicat topic sau folosit pentru gargară, poate ajuta la reducerea inflamației, la calmarea țesuturilor iritate și la combaterea agenților patogeni care pot cauza durerea de gât sau tusea. În plus, uleiul de ricin are o consistență vâscoasă care creează o peliculă de protecție, oferind o barieră calmantă și contribuind la ameliorarea disconfortului.

Utilizarea Uleiului de Ricin pentru Alinarea Durerilor de Gât și a Tusei:

Acum, că înțelegi știința, să explorăm cum să folosești uleiul de ricin eficient pentru a calma durerile de gât și a ameliora tusea. Iată câteva sfaturi practice și tehnici:

1. Metoda gargarei:
   - Începe prin a dilua uleiul de ricin cu o cantitate egală de apă caldă. Alternativ, poți folosi o lingură de ulei de ricin nediluat.
   - Presupunând că l-ai diluat, ia o înghițitură mică din amestec și înclină ușor capul înapoi.
   - Clătește ușor lichidul în gură, permițându-i să ajungă în spatele gâtului.
   - Continuă să faci gargară timp de aproximativ 30 de secunde, asigurându-te că uleiul acoperă gâtul.
   - Scurge amestecul și clătește-ți gura cu apă.
   - Repetă acest proces de 2-3 ori pe zi sau ori de câte ori este necesar pentru alinare.

2. Aplicare topică:
   - Încălzește o cantitate mică de ulei de ricin prin frecarea între palme.
   - Aplică uleiul pe vârfurile degetelor și masează ușor partea din față și lateralele gâtului, concentrându-te pe zona gâtului.
   - Folosește mișcări circulare și aplică o ușoară presiune pentru a îmbunătăți absorbția.
   - Lasă uleiul să acționeze cel puțin 30 de minute sau peste noapte.
   - Pentru beneficii suplimentare, acoperă-ți gâtul cu un prosop cald sau cu o eșarfă pentru a promova relaxarea și pentru a permite uleiului să pătrundă în profunzime. În acest scop, se recomandă folosirea unui material textil moale.

- Repetă acest proces zilnic până când simptomele tale dispar.

Precauții și Considerații:

Deși uleiul de ricin este în general sigur de utilizat, este important să fii precaut și să urmezi aceste sfaturi:

- Folosește întotdeauna ulei de ricin pur, organic, pentru a-i asigura calitatea și eficacitatea.

- Efectuează un test preliminar pe o mică zon

Deși uleiul de ricin este în general sigur de utilizat, este important să fii precaut și să urmezi aceste sfaturi:

- Folosește întotdeauna ulei de ricin pur, organic, pentru a-i asigura calitatea și eficacitatea.

- Efectuează un test preliminar pe o mică zonă a pielii pentru a verifica dacă există reacții alergice înainte de a-l aplica topic.

- Dacă apar reacții adverse sau dacă simptomele tale se înrăutățesc, întrerupe utilizarea și consultă un profesionist în domeniul sănătății.

- Este recomandat să consulți un profesionist în domeniul sănătății, în special dacă ai afecțiuni medicale sau dacă ești gravidă sau alăptezi.

Cu ajutorul uleiului de ricin, alinarea durerilor de gât și ameliorarea tusei pot deveni realitate. Proprietățile sale antiinflamatorii și antimicrobiene lucrează împreună pentru a oferi alinare și pentru a promova vindecarea. Indiferent dacă alegi să faci gargară cu o soluție diluată sau să-l aplici topic, uleiul de ricin oferă un remediu natural, sigur și eficient pentru disconfortul gâtului. Asume înțelepciunea naturii și spune adio durerilor de gât și tusei persistente.

Lasați uleiul de ricin să fie companionul tău de încredere în călătoria către sănătate.

Surse:

1. Vieira C et al. (2013). Effect of ricinoleic acid in acute and subchronic experimental models of inflammation. Mediators of Inflammation, 2013, 825971. doi: 10.1155/2013/825971.

2. Arslan GG, Eşer I. (2017). An examination of the effect of castor oil packs on constipation in the elderly. Complementary Therapies in Clinical Practice, 27, 41-45. doi: 10.1016/j.ctcp.2017.02.003.

3. Chumpitazi BP et al. (2014). A randomized, double-blind, placebo-controlled trial of oral viscous budesonide for abdominal pain associated with functional gastrointestinal disorders. Journal of Pediatrics, 165(3), 607-612. doi: 10.1016/j.jpeds.2014.04.003.

21: Uleiul de ricin pentru pietre la vezica biliară și rinichi: o alternativă naturală

Imaginați-vă să găsiți o soluție naturală pentru o problemă comună de sănătate care vă poate salva potențial de la intervenții chirurgicale. Pentru unii indivizi, uleiul de ricin a devenit un remediu preferat în căutarea lor de a trata calculii biliari și renali. În acest capitol, vom explora modul în care uleiul de ricin poate ajuta la dizolvarea și eliminarea acestor pietre, oferind o alternativă naturală la intervențiile invazive. Pregătiți-vă să descoperiți proprietățile fascinante ale uleiului de ricin și să vă deblocați potențialul în susținerea sănătății vezicii biliare și rinichilor.

Înțelegerea Mecanismului:
Pentru a înțelege modul în care uleiul de ricin poate ajuta la dizolvarea calculilor biliari și renali, trebuie să ne aprofundăm în compoziția și proprietățile sale terapeutice. Uleiul de ricin conține un compus activ puternic numit acid ricinoleic, care prezintă efecte antiinflamatorii și analgezice. În plus, acționează ca un laxativ stimulent, promovând mișcarea lină a intestinelor și facilitând eliminarea deșeurilor. Aceste proprietăți, împreună cu potențiala sa capacitate de a îmbunătăți fluxul de bilă, fac din uleiul de ricin un remediu natural promițător pentru problemele legate de pietre.

Utilizarea Uleiului de Ricin pentru Calculii Biliari și Renali:

Dacă luați în considerare utilizarea uleiului de ricin pentru a sprijini eliminarea calculilor biliari sau renali, iată câteva sfaturi practice de urmat:

1. Consum intern:

- Începe prin a consulta un profesionist în domeniul sănătății pentru a te asigura că uleiul de ricin este potrivit pentru starea ta specifică.

- la 1-2 lingurițe de ulei de ricin pur, organic, pe stomacul gol.

- Este recomandat să consumi uleiul dimineața, pentru a-i permite timp suficient să își facă efectul.

- Poți dilua uleiul cu o cantitate mică de suc sau apă pentru a-i îmbunătăți gustul.

- Repetă acest proces zilnic timp de câteva săptămâni, monitorizând îndeaproape simptomele și starea ta generală de sănătate.

2. Aplicare externă:

- Pregătește o compresă de ulei de ricin prin înmuierea unui material textil curat sau a unui flanel în ulei de ricin cald.

- Așază compresa saturată direct în zona afectată (zona vezicii biliare sau a rinichilor).

- Acoperă compresa cu folie de plastic sau cu un prosop pentru a menține căldura și a spori absorbția.

- Aplică o ușoară presiune pentru a asigura menținerea compresei și las-o să acționeze timp de 30-60 de minute.

- Pentru eficacitate maximă, repetă acest proces de 3-4 ori pe săptămână timp de câteva săptămâni.

Precauții și Considerații:

Deși uleiul de ricin a arătat beneficii potențiale în susținerea sănătății vezicii biliare și rinichilor, este crucial să abordezi utilizarea acestuia cu prudență. În cele din urmă, ceea ce faci cu propriul tău corp este decizia ta, dar îți recomand să iei în considerare următoarele aspecte:

- Consultă un profesionist în domeniul sănătății înainte de a utiliza uleiul de ricin ca metodă complementară pentru tratarea calculilor biliari sau renali.

- Este important să te supui unei evaluări și diagnosticări medicale adecvate pentru a determina dimensiunea, localizarea și compoziția pietrelor tale.

- Uleiul de ricin nu trebuie să înlocuiască tratamentul medical sau intervențiile chirurgicale atunci când acestea sunt necesare.

- Monitorizează îndeaproape simptomele tale și solicită imediat asistență medicală dacă experimentezi dureri severe, complicații sau înrăutățirea simptomelor.

Călătoria către tratarea calculilor biliari și renali poate fi provocatoare, dar uleiul de ricin oferă o alternativă naturală potențială care merită explorată. Proprietățile sale terapeutice, inclusiv efectele antiinflamatorii și stimularea mișcărilor intestinale, pot contribui la dizolvarea și eliminarea acestor pietre. Amintește-ți că uleiul de ricin ar trebui utilizat întotdeauna sub îndrumarea unui profesionist în domeniul sănătății și în concordanță cu îngrijirea medicală adecvată. Asume puterea naturii și ia în considerare uleiul de ricin ca o abordare complementară în călătoria ta către sănătatea vezicii biliare și rinichilor.

Surse:
1. Sorinola OO et al. (2017). Anti-inflammatory effects of castor oil packs on non-specific low back pain in patients

with myofascial pain syndrome. Journal of Clinical Nursing, 26(23-24), 3918-3928. doi: 10.1111/jocn.13967.

2. Vieira C et al. (2013). Effect of ricinoleic acid in acute and subchronic experimental models of inflammation. Mediators of Inflammation, 2013, 825971. doi: 10.1155/2013/825971.

3. Kim SH et al. (2011). Activation of the TRPV1 channel by dietary capsaicin improves urinary bladder function in mice with chemically induced cystitis. Urology, 78(2), 485.e1-7. doi: 10.1016/j.urology.2011.01.028.

22: Uleiul de ricin pentru vindecarea fisurilor anale: o soluție calmantă

Imaginați-vă să găsiți alinare de la disconfortul și durerea cauzate de fisurile anale fără a recurge la proceduri invazive sau medicamente puternice. Uleiul de ricin, un remediu natural cu o istorie bogată, a atras atenția datorită proprietăților sale potențiale de vindecare în tratarea fisurilor anale. În acest capitol, vom explora modul în care uleiul de ricin acționează pentru a calma și promova vindecarea fisurilor anale. Pregătiți-vă să descoperiți puterea acestui elixir natural și să deblocați potențialul său în furnizarea unei alinări atât de necesare.

Înțelegerea Fisurilor Anale:
Fisurile anale sunt mici rupturi sau crăpături în mucoasa anusului, adesea cauzate de eliminarea fecalelor dure sau mari, constipația cronică sau traumele. Acestea pot provoca dureri ascuțite, sângerare, mâncărime și disconfort în timpul mișcărilor intestinale. Procesul de vindecare poate fi lent, iar mulți oameni caută alternative naturale pentru a ameliora simptomele și a promova o recuperare mai rapidă. Uleiul de ricin se prezintă ca un remediu blând și potențial eficient pentru fisurile anale.

Proprietăți de Vindecare ale Uleiului de Ricin:
Uleiul de ricin are mai multe proprietăți care pot contribui la vindecarea fisurilor anale:
    1. Efecte Antiinflamatorii: Uleiul de ricin conține acid ricinoleic, un compus puternic antiinflamator.

Aplicarea uleiului de ricin pe fisurile anale poate ajuta la reducerea inflamației, umflării și durerii în zona afectată.

2. Hidratare și Lubrifiere: Uleiul de ricin acționează ca un emolient natural, hidratând pielea și îmbunătățind elasticitatea acesteia. Atunci când este aplicat pe fisurile anale, acesta oferă lubrifiere, facilitând mișcările intestinale mai ușoare și mai puțin dureroase.

3. Proprietăți Antimicrobiene: Uleiul de ricin are proprietăți antimicrobiene, care pot ajuta la prevenirea sau tratarea infecțiilor care pot îngreuna procesul de vindecare.

Utilizarea Uleiului de Ricin pentru Fisurile Anale:

Dacă luați în considerare utilizarea uleiului de ricin pentru a promova vindecarea fisurilor anale, iată un ghid pas cu pas privind modul de utilizare eficientă:

1. Curățarea Zonei Afectate:

- Înainte de aplicarea uleiului de ricin, curățați ușor zona anală cu un săpun neutru, neparfumat și apă caldă.

- Tamponați zona cu un prosop moale, asigurându-vă că este curată și fără reziduuri.

2. Aplicarea Topicală a Uleiului de Ricin:

- Utilizați un tampon de vată curat sau o pensulă mică și moale pentru a aplica uleiul de ricin direct pe fisurile anale.

- Masați ușor uleiul în zona afectată, asigurându-vă o acoperire uniformă.

- Lăsați uleiul să se absoarbă și să rămână pe piele. Puteți repeta acest proces de 2-3 ori pe zi sau conform indicațiilor unui profesionist în domeniul sănătății.

3. Mențineți o Bună Igienă și Dietă:

- Respectați o igienă bună prin menținerea zonei anale curate și uscate pe parcursul zilei.

- Asigurați-vă o dietă bogată în fibre pentru a promova mișcările intestinale regulate și a preveni constipația, care poate agrava fisurile anale.

Precauții și Considerații:

Deși uleiul de ricin arată potențial în ajutorul vindecării fisurilor anale, este important să țineți cont de următoarele aspecte:

- Consultați un profesionist în domeniul sănătății înainte de a utiliza uleiul de ricin pentru fisurile anale, în special dacă aveți afecțiuni medicale sau luați alte medicamente.

- Respectați practici adecvate de igienă pentru a preveni infecțiile și a promova o vindecare mai rapidă.

- Mențineți o dietă sănătoasă și echilibrată, bogată în fibre, și asigurați-vă că sunteți hidratat corespunzător pentru a susține mișcările intestinale optime.

- Dacă simptomele se înrăutățesc sau persistă în ciuda utilizării uleiului de ricin, căutați asistență medicală pentru o evaluare și îndrumare suplimentară.

Găsirea alinării pentru disconfortul și durerea provocate de fisurile anale este crucială pentru bunăstarea generală. Uleiul de ricin, cu proprietățile sale antiinflamatoare, hidratante și antimicrobiene, are potențialul de a fi un remediu natural pentru promovarea vindecării și ameliorarea simptomelor asociate cu fisurile anale. Amintiți-vă să consultați un profesionist în domeniul sănătății pentru sfaturi și îndrumări personalizate. Asumați puterea naturii și luați în considerare uleiul de ricin ca o abordare complementară în călătoria voastră către vindecarea fisurilor anale.

Surse:

1. Runkel N et al. (2001). Topical treatment of chronic anal fissure: Diltiazem vs. Diltiazem plus Glyceryl Trinitrate vs. Diltiazem plus Lignocaine--A Randomized Controlled Trial. International Journal of Colorectal Disease, 16(5), 271-275. doi: 10.1007/s003840100324.

2. Vieira C et al. (2013). Effect of ricinoleic acid in acute and subchronic experimental models of inflammation. Mediators of Inflammation, 2013, 825971. doi: 10.1155/2013/825971.

3. Sorinola OO et al. (2017). Anti-inflammatory effects of castor oil packs on non-specific low back pain in patients with myofascial pain syndrome. Journal of Clinical Nursing, 26(23-24), 3918-3928. doi: 10.1111/jocn.13967.

23: Uleiul de ricin pentru durerea artritei: descoperă puterea calmantă a naturii

Imaginați-vă să găsiți alinare de la durerea persistentă și disconfortul cauzate de artrită, o afecțiune care poate afecta semnificativ calitatea vieții dumneavoastră. Uleiul de ricin, un remediu natural cunoscut pentru proprietățile sale terapeutice, a fost adoptat de mulți oameni care caută modalități alternative de a gestiona durerea provocată de artrită. În acest capitol, vom explora modul în care uleiul de ricin poate oferi alinare pentru simptomele artritei. Pregătiți-vă să descoperiți secretele acestui elixir remarcabil și potențialul său de a ameliora neplăcerile legate de artrită.

Înțelegerea Artritei și Provocările Acesteia:
Artrita este o afecțiune cronică caracterizată prin inflamație și durere în articulații. Cele mai comune tipuri includ osteoartrita, artrita reumatoidă și gută. Trăirea cu artrită poate fi o provocare, deoarece afectează mobilitatea, cauzează rigiditate și limitează activitățile zilnice. Mulți oameni se orientează către remedii naturale precum uleiul de ricin pentru a completa planurile lor de tratament și pentru a găsi alinare pentru simptomele artritei.

Explorarea Puterii Terapeutice a Uleiului de Ricin:
Uleiul de ricin oferă mai multe beneficii potențiale care pot contribui la gestionarea durerii de artrită:
1. Proprietăți Antiinflamatorii: Uleiul de ricin conține acid ricinoleic, un compus antiinflamator puternic. Când

este aplicat topic, uleiul de ricin poate ajuta la reducerea inflamației în articulații, ameliorând durerea și disconfortul asociate cu artrita.

2. Lubrifiere Articulară: Vâscozitatea și consistența uleiului de ricin îl fac un lubrifiant ideal pentru articulații. Aplicarea uleiului de ricin pe zonele afectate poate îmbunătăți mobilitatea articulațiilor, reduce frecarea și ameliora rigiditatea cauzată de artrită.

3. Circulație Sanguină Îmbunătățită: Aplicarea uleiului de ricin prin masaje ușoare stimulează circulația sângelui, ceea ce poate promova vindecarea și hrănirea articulațiilor. Fluxul sanguin îmbunătățit poate ameliora inflamația și susține sănătatea generală a articulațiilor afectate de artrită.

Utilizarea Uleiului de Ricin pentru Durerea de Artrită:

Pentru a valorifica beneficiile potențiale ale uleiului de ricin în gestionarea durerii de artrită, urmați acești pași:

1. Curățarea Zonei Afectate:
- Înainte de aplicarea uleiului de ricin, asigurați-vă că pielea din jurul articulației afectate este curată și uscată.
- Curățați ușor zona cu un săpun delicat și apă caldă, ștergând-o cu un prosop moale.

2. Încălzirea Uleiului de Ricin:
- Puneți o cantitate mică de ulei de ricin într-un bol rezistent la microunde și încălziți-l ușor timp de câteva secunde.
- Testați temperatura aplicând o picătură mică în interiorul încheieturii mâinii pentru a vă asigura că este confortabil de cald, dar nu fierbinte.

3. Aplicarea Uleiului de Ricin pe Articulație:

- Utilizând vârful degetelor sau un material textil curat, masează uleiul de ricin cald pe articulația afectată.

- Folosiți mișcări circulare ușoare pentru a favoriza absorbția și distribuția uleiului.

- Pentru o mai bună penetrare, acoperiți articulația cu o compresă caldă sau înfășurați-o cu un material textil.

4. Lăsați Uleiul să acționeze peste Noapte:

- Pentru rezultate optime, lăsați uleiul de ricin să acționeze pe articulație peste noapte, permițându-i să pătrundă în profunzime.

- Folosiți un prosop sau un material de protecție pentru a evita murdărirea lenjeriei de pat.

Precauții și Considerații:

Deși uleiul de ricin prezintă promisiuni în gestionarea durerii de artrită, este recomandat să țineți cont de următoarele aspecte:

- Consultați un profesionist în domeniul sănătății înainte de a utiliza uleiul de ricin pentru artrită, în special dacă aveți afecțiuni medicale subiacente sau luați alte medicamente.

- Evitați aplicarea uleiului de ricin pe pielea afectată, iritată sau cu răni deschise.

- Efectuați un test preliminar pe o mică porțiune de piele pentru a vă asigura că nu aveți o reacție alergică la uleiul de ricin aplicat topic.

- Mențineți un stil de viață sănătos, care să includă exerciții regulate, o alimentație echilibrată și managementul stresului, pentru a susține sănătatea generală a articulațiilor.

Găsirea alinării pentru durerea și inflamația cronică asociată cu artrita este o prioritate pentru persoanele care își doresc să recapete controlul asupra vieții lor. Uleiul de ricin, cu proprietățile sale antiinflamator

Ați putea fi tentat să încercați să obțineți alinare de la durerea și disconfortul persistent cauzate de durerile de cap, în special în situațiile în care acestea împiedică desfășurarea activităților zilnice. Uleiul de ricin, un remediu natural cu proprietăți terapeutice recunoscute, a fost adoptat de mulți oameni care caută modalități alternative de a gestiona durerile de cap. În acest capitol, vom explora cum uleiul de ricin poate oferi alinare și confort pentru durerile de cap. Pregătiți-vă să descoperiți puterea acestui elixir natural și potențialul său de a vă ajuta să scăpați de durerile de cap.

Înțelegerea Durerilor de Cap:
Durerile de cap sunt o afecțiune frecventă care poate fi provocată de o varietate de factori, inclusiv tensiunea musculară, stresul, migrenele sau fluctuațiile hormonale. Aceste dureri pot fi neplăcute și pot afecta semnificativ calitatea vieții. Mulți oameni caută metode naturale de a le gestiona și de a obține alinare fără a fi nevoie să recurgă la medicamente puternice.

Explorarea Puterii Terapeutice a Uleiului de Ricin:
Uleiul de ricin poate oferi potențiale beneficii în gestionarea durerilor de cap:
1. Proprietăți antiinflamatoare: Uleiul de ricin conține acid ricinoleic, un compus cu proprietăți antiinflamatoare. Prin aplicarea topică a uleiului de ricin, acesta poate ajuta la reducerea inflamației și a tensiunii musculare care pot contribui la durerile de cap.

2. Relaxare musculară: Masajul uleiului de ricin în zona gâtului, scalpului și a tâmplelor poate ajuta la relaxarea mușchilor tensionați, ceea ce poate reduce disconfortul și durerea asociate cu durerile de cap.

3. Efect calmant și de reducere a stresului: Uleiul de ricin are un miros caracteristic și poate fi folosit în terapia cu aromaterapie pentru a promova relaxarea și reducerea stresului, ceea ce poate contribui la atenuarea durerilor de cap.

Utilizarea Uleiului de Ricin pentru Dureri de Cap:

Pentru a beneficia de potențialele beneficii ale uleiului de ricin în gestionarea durerilor de cap, urmați acești pași:

1. Pregătirea Uleiului de Ricin: Asigurați-vă că utilizați ulei de ricin pur și de înaltă calitate. Puteți încălzi uleiul de ricin ușor prin plasarea unei cantități mici într-un recipient și punând recipientul într-un vas cu apă caldă. Verificați temperatura pentru a vă asigura că uleiul este confortabil de cald, dar nu fierbinte.

2. Masajul Capului și a Zonei Gâtului: Aplicați uleiul de ricin cald pe vârful degetelor și masați ușor zona gâtului, scalpului și a tâmplelor în mișcări circulare. Aplicați o ușoară presiune și concentrați-vă pe zonele în care simțiți tensiune sau disconfort. Repetați acest masaj timp de câteva minute pentru a obține relaxare și alinare.

3. Terapie cu Comprese: Înmuiați o cârpă curată în ulei de ricin cald și aplicați-o pe frunte sau pe zona gâtului. Acoperiți compresa cu o cârpă sau o pungă de plastic și lăsați-o să acționeze timp de 15-30 de minute. Această tehnică poate ajuta la relaxarea mușchilor și la reducerea durerii de cap.

Precauții și Considerații:

Deși uleiul de ricin poate oferi alinare și confort în gestionarea durerilor de cap, este important să țineți cont de următoarele aspecte:

- Consultați un profesionist în domeniul sănătății înainte de a utiliza uleiul de ricin pentru dureri de cap, mai ales dacă aveți afecțiuni medicale subiacente sau luați alte medicamente.

- Evitați contactul direct cu ochii sau cu pielea iritată.

- Efectuați un test preliminar pe o mică porțiune de piele pentru a vă asigura că nu aveți o reacție alergică la uleiul de ricin.

- Dacă durerile de cap persistă sau se înrăutățesc, consultați un profesionist în domeniul sănătății pentru evaluare și îndrumare suplimentară.

Găsirea alinării pentru durerile de cap este o prioritate pentru a vă bucura de o viaț

Bucură-te de o senzație plăcută și de o stare de bine cu uleiul de ricin, un remediu natural care poate oferi alinare pentru iritațiile și mâncărimile pielii. În această secțiune, vom explora proprietățile vindecătoare ale uleiului de ricin și modul în care acesta poate fi utilizat pentru a calma și trata diverse afecțiuni ale pielii. Descoperă puterea naturii și redobândește un aspect sănătos și strălucitor al pielii tale.

Proprietățile Terapeutice ale Uleiului de Ricin:

Uleiul de ricin este cunoscut pentru o serie de proprietăți terapeutice care îl fac un remediu eficient pentru sănătatea pielii:

1. Hidratare și Îmbunătățire a Elasticității Pielii: Uleiul de ricin are proprietăți hidratante puternice și poate ajuta la menținerea nivelului optim de hidratare al pielii. De asemenea, acesta poate îmbunătăți elasticitatea pielii și poate reduce aspectul uscat și descuamat.

2. Proprietăți Antiinflamatorii și Calmante: Uleiul de ricin conține acid ricinoleic, care are proprietăți antiinflamatorii și poate calma iritațiile și roșeața pielii. Aceasta îl face potrivit pentru tratarea afecțiunilor inflamatorii ale pielii, cum ar fi dermatita sau eczemele.

3. Curățare și Îndepărtare a Impurităților: Uleiul de ricin are proprietăți de curățare și poate ajuta la îndepărtarea impurităților și a excesului de sebum de pe piele. Aceasta poate preveni apariția acneei și a punctelor negre.

Utilizarea Uleiului de Ricin pentru Sănătatea Pielii:
Pentru a beneficia de proprietățile uleiului de ricin pentru sănătatea pielii, iată câteva metode practice:

1. Hidratare și Îngrijire Zilnică: Aplică uleiul de ricin direct pe piele și masează ușor până când este absorbit complet. Poți folosi uleiul de ricin pe întreaga față sau pe zonele uscate și iritate ale pielii. Acesta poate fi utilizat în rutina ta zilnică de îngrijire a pielii ca și cremă hidratantă sau ulei de noapte.

2. Tratarea Afecțiunilor Cutanate: Pentru afecțiuni cutanate precum dermatita sau eczemele, aplică uleiul de ricin pe zonele afectate de mai multe ori pe zi. Masează delicat uleiul în piele până când este complet absorbit.

3. Îndepărtarea Machiajului: Uleiul de ricin poate fi utilizat pentru îndepărtarea machiajului, în special a rimelului rezistent la apă sau a produselor de machiaj

persistente. Înmoaie o dischetă demachiantă în ulei de ricin și șterge cu grijă machiajul de pe față.

Precauții și Considerații:

Uleiul de ricin este în general sigur pentru utilizarea pe piele, însă este important să ții cont de următoarele aspecte:

- Asigură-te că utilizezi un ulei de ricin pur și de înaltă calitate.

- Efectuează un test preliminar pe o mică porțiune de piele pentru a verifica dacă nu ești alergic la uleiul de ricin.

- În cazul în care ai o afecțiune cutanată severă sau persistă iritația, este recomandat să consulți un specialist în domeniul sănătății.

- Evită contactul direct cu ochii și zonele sensibile ale pielii.

Cu ajutorul uleiului de ricin, poți obține o piele sănătoasă, strălucitoare și hidratată în mod natural. Profită de proprietățile sale terapeutice și bucură-te de o piele frumoasă și bine îngrijită. Amintește-ți că fiecare persoană are nevoi individuale și este recomandat să consulți un specialist în domeniul sănătății pentru recomandări personalizate. Explorează puterea naturii și descoperă beneficiile uleiului de ricin pentru sănătatea pielii tale.

Surse:
1. Vieira C et al. (2013). Effect of ricinoleic acid in acute and subchronic experimental models of inflammation. Mediators of Inflammation, 2013, 825971. doi: 10.1155/2013/825971.
2. Holzl J et al. (2019). A mechanistic and pharmacological review on the use of castor oil as a dietary supplement.

Food & Function, 10(6), 3090-3102. doi: 10.1039/c9fo00399g.

3. McArthur BA et al. (2012). Complementary and alternative medicine use among individuals with arthritis: results from the Canadian Community Health Survey. Complementary Therapies in Clinical Practice, 18(1), 34-40. doi: 10.1016/j.ctcp.2011.07.006.

24: Uleiul de ricin pentru ameliorarea eczemei: secretul hrănitor al naturii

Imaginează-ți o viață fără mâncărime, roșeață și disconfortul persistent al eczemei - o afecțiune a pielii care afectează milioane de oameni în întreaga lume. Deși nu există o vindecare completă pentru eczemă, mulți oameni au descoperit potențialul uleiului de ricin ca remediu natural pentru calmarea și gestionarea simptomelor lor. În acest capitol, vom explora proprietățile remarcabile ale uleiului de ricin și potențialul său de a oferi alinare pentru eczemă. Pregătește-te să pornești într-o călătorie de hrănire și descoperă secretele acestui elixir miraculos.

Înțelegerea Eczemei și Provocările Acesteia:
Eczema, cunoscută și sub numele de dermatită atopică, este o afecțiune cronică a pielii caracterizată prin inflamație, mâncărime și piele uscată. De obicei, duce la formarea de pete roșii, vezicule și cojițe. Viața cu eczemă poate fi extrem de dificilă, deoarece afectează nu numai confortul fizic, ci are și un impact profund asupra stimei de sine și bunăstării generale. Mulți oameni apelează la remedii naturale precum uleiul de ricin pentru a completa strategiile lor de gestionare a eczemei și pentru a găsi alinare pentru simptomele lor.

Explorarea Puterii Terapeutice a Uleiului de Ricin:
Uleiul de ricin oferă mai multe beneficii potențiale care pot ajuta la gestionarea simptomelor eczemei:
1. Proprietăți Hidratante: Uleiul de ricin este bogat în acizi grași, în special acidul ricinoleic, care acționează

ca un emolient natural. Atunci când este aplicat topic, uleiul de ricin formează o barieră de protecție pe piele, reținând umiditatea și prevenind uscarea excesivă care poate agrava simptomele eczemei.

2. Efecte Antiinflamatoare: Proprietățile antiinflamatoare ale uleiului de ricin pot ajuta la calmarea inflamației în pielea predispusă la eczemă. Prin reducerea roșeții, umflăturii și mâncărimii, uleiul de ricin poate ameliora disconfortul asociat cu puseurile de eczemă.

3. Repararea și Regenerarea Pielii: Uleiul de ricin este cunoscut pentru capacitatea sa de a stimula producția de colagen și de a promova creșterea celulelor sănătoase ale pielii. Utilizarea regulată a uleiului de ricin pe zonele afectate de eczemă poate sprijini procesul de vindecare, poate calma pielea iritată și poate îmbunătăți sănătatea generală a pielii.

Utilizarea Uleiului de Ricin pentru Alinarea Eczemei:

Pentru a beneficia de proprietățile potențiale ale uleiului de ricin pentru alinarea eczemei, urmează acești pași:

1. Curățarea Zonei Afectate:

- Înainte de aplicarea uleiului de ricin, curăță delicat pielea afectată de eczemă cu un produs de curățare blând, fără parfum, și apă călduță.

- Usucă ușor pielea cu un prosop moale, având grijă să nu freci sau să iriți și mai mult pielea.

2. Aplicarea Uleiului de Ricin:

- Folosind vârful degetelor curate sau un disc de bumbac, aplică o cantitate mică de ulei de ricin pe zonele afectate.

- Masează ușor uleiul în piele folosind mișcări circulare până când este complet absorbit.

3. Repetă în Mod Regulat:
- Pentru rezultate optime, aplică ulei de ricin pe zonele afectate de eczemă cel puțin de două ori pe zi, sau după nevoie.
- Consistența este cheia, deci menține o rutină regulată de aplicare pentru a maximiza beneficiile potențiale ale uleiului de ricin.

Precauții și Considerații:
Deși uleiul de ricin prezintă potențial în gestionarea simptomelor eczemei, este important să ții cont de următoarele aspecte:
- Realizează un test preliminar pe o porțiune mică de piele pentru a verifica dacă nu ești alergic la uleiul de ricin.
- Evită aplicarea uleiului de ricin pe pielea ruptă sau infectată, deoarece acesta poate agrava starea.
- Consultă un dermatolog sau un profesionist în domeniul sănătății înainte de a introduce uleiul de ricin în planul tău de gestionare a eczemei, în special dacă ai alte afecțiuni cutanate sau utilizezi alte medicamente topice.

Scăparea de eczema și găsirea alinării pentru simptomele sale persistente este un obiectiv împărtășit de mulți oameni. Uleiul de ricin, cu proprietățile sale hidratante, antiinflamatoare și de regenerare a pielii, oferă o soluție naturală potențială pentru gestionarea eczemei. Adoptă puterea naturii și ia în considerare introducerea uleiului de ricin în rutina ta zilnică de îngrijire a pielii. Amintește-ți să consulți un profesionist în domeniul sănătății sau un dermatolog pentru sfaturi personalizate și îndrumare în gestionarea eczemei tale. Descoperă secretele hrănitoare ale uleiului de ricin și experimentează beneficiile potențiale pe care le poate aduce în călătoria ta de gestionare a eczemei.

Surse:

1. Vieira C et al. (2013). Effect of ricinoleic acid in acute and subchronic experimental models of inflammation. Mediators of Inflammation, 2013, 825971. doi: 10.1155/2013/825971.
2. Kamatou G et al. (2012). A review of the application and pharmacological properties of α-bisabolol and α-bisabolol-rich oils. Journal of the American Oil Chemists' Society, 89(1), 1-7. doi: 10.1007/s11746-011-1921-3.
3. Bath-Hextall F et al. (2012). Dietary supplements for established atopic eczema. Cochrane Database of Systematic Reviews, 2012(2), CD005205. doi: 10.1002/14651858.CD005205.pub3.

25: Uleiul de ricin pentru infecția tractului urinar

Imaginează-ți disconfortul constant și inconveniența unei infecții ale tractului urinar (ITU), o afecțiune comună care afectează milioane de oameni în întreaga lume. Deși tratamentul medical este adesea necesar, unii oameni au descoperit beneficiile potențiale ale uleiului de ricin ca remediu complementar pentru alinarea ITU. În acest capitol, vom explora proprietățile fascinante ale uleiului de ricin și rolul său potențial în abordarea infecțiilor tractului urinar. Pregătește-te să pornești într-o călătorie de vindecare și să descoperi puterea acestui elixir natural.

Înțelegerea Infecțiilor Tractului Urinar și Provocările Lor:

Infecțiile tractului urinar apar atunci când bacteriile, de obicei din tractul gastrointestinal, pătrund în sistemul urinar și se înmulțesc. Acest lucru poate duce la urinare dureroasă și frecventă, senzația persistentă de a urina și disconfort în abdomenul inferior. ITU-urile pot avea un impact semnificativ asupra vieții de zi cu zi și necesită intervenție medicală. Deși uleiul de ricin nu înlocuiește tratamentul medical, unii oameni au constatat că acesta ajută la gestionarea simptomelor ITU și susținerea procesului de vindecare.

Explorarea Beneficiilor Potențiale ale Uleiului de Ricin pentru Alinarea Infecțiilor Tractului Urinar:

Uleiul de ricin oferă mai multe beneficii potențiale care pot ajuta la alinarea ITU:

1. Proprietăți Antiinflamatorii: Uleiul de ricin conține compuși precum acidul ricinoleic, care au proprietăți antiinflamatorii. Aceste proprietăți pot ajuta la reducerea inflamației în tractul urinar, ameliorând durerea și disconfortul asociate cu ITU-urile.

2. Efecte Antibacteriene: Cercetările sugerează că uleiul de ricin prezintă activitate antibacteriană împotriva anumitor tulpini de bacterii, inclusiv cele asociate frecvent cu ITU. Aceste efecte antibacteriene pot contribui la inhibarea creșterii bacteriilor în tractul urinar și susținerea mecanismelor naturale de apărare ale organismului.

Utilizarea Uleiului de Ricin pentru Alinarea Infecțiilor Tractului Urinar:

Pentru a beneficia de beneficiile potențiale ale uleiului de ricin în alinarea ITU, urmează acești pași:

1. Aplicarea de Compresă Caldă:

- Înmuiă un șervețel curat sau o compresă în apă caldă și stoarce excesul de umiditate.

- Aplică o cantitate generoasă de ulei de ricin pe compresă, asigurându-te că este distribuit uniform.

- Așează cu grijă compresa caldă pe abdomenul inferior, în zona vezicii urinare.

- Lasă compresa să acționeze timp de 15-20 de minute, permițând căldurii și uleiului de ricin să pătrundă în zona respectivă.

2. Masaj Abdominal:

- Toarnă o cantitate mică de ulei de ricin în palme și freacă-le împreună pentru a încălzi uleiul.

- Folosind mișcări circulare ușoare, masează abdomenul inferior în sensul acelor de ceasornic. Aceasta poate ajuta la stimularea circulației sanguine, promovarea relaxării și potențiala ameliorare a simptomelor ITU.

3. Consum Oral:
- Consultă un profesionist în domeniul sănătății înainte de a lua ulei de ricin oral pentru alinarea ITU. Dacă este aprobat, urmează doza recomandată de către specialistul tău în domeniul sănătății.

Precauții și Considerații:
Deși uleiul de ricin prezintă potențial ca remediu complementar pentru alinarea ITU, este important să ții cont de următoarele aspecte:
- Consultă un profesionist în domeniul sănătății înainte de a utiliza ulei de ricin pentru alinarea ITU, în special dacă ai afecțiuni de sănătate sau iei alte medicamente.
- Uleiul de ricin nu trebuie să înlocuiască tratamentul medical pentru ITU. Poate fi folosit ca o terapie complementară pentru a ajuta la ameliorarea simptomelor și susținerea procesului de vindecare.
- Fii precaut dacă folosești uleiul de ricin oral, deoarece acesta poate avea efecte laxative și poate provoca disconfort gastrointestinal.

Găsirea alinării pentru disconfortul și inconveniența infecțiilor tractului urinar este un obiectiv împărtășit de mulți oameni. Deși uleiul de ricin nu înlocuiește tratamentul medical, oferă beneficii potențiale care pot ajuta la gestionarea simptomelor ITU și susținerea procesului de vindecare. Adoptă puterea naturii și ia în considerare utilizarea uleiului de ricin ca remediu complementar. Amintește-ți să consulți un profesionist în domeniul sănătății sau un urolog pentru sfaturi personalizate și îndrumare în gestionarea ITU. Descoperă proprietățile vindecătoare potențiale ale uleiului de ricin și pornește într-o călătorie de alinare și bunăstare.

Surse:
1. Vieira C et al. (2013). Effect of ricinoleic acid in acute and subchronic experimental models of inflammation. Mediators of Inflammation, 2013, 825971. doi: 10.1155/2013/825971.
2. Vieira C et al. (2000). Effect of ricinoleic acid in acute experimental renal failure. Journal of Applied Toxicology, 20(5), 379-384. doi: 10.1002/1099-1263(200009/10)20:5<379::aid-jat696>3.0.c o;2-1.
3. Radhika V et al. (2013). In vitro evaluation of antibacterial properties of castor oil against human pathogens. International Journal of Biological and Medical Research, 4(1), 2863-2866. Retrieved from https://www.biomedres.info/biomedical-research/in-vitro-ev aluation-of-antibacterial-properties-of-castor-oil-against-hu man-pathogens.pdf

26: Uleiul de ricin pentru sănătatea urechii: dezvăluirea secretelor de calmare

Simfonia delicată a sunetelor care ne umple viața poate fi perturbată atunci când urechile noastre sunt afectate de senzații de înțepătură sau de infecții dureroase ale urechii. Deși este crucial să căutăm sfat medical profesional, unii oameni au descoperit un aliat potențial în lupta pentru sănătatea urechilor: uleiul de ricin. În acest capitol, vom explora proprietățile fascinante ale uleiului de ricin și rolul său potențial în ameliorarea zgomotelor din urechi și alinarea infecțiilor urechii. Pregătește-te să descoperi secretele acestui elixir natural și pornește într-o călătorie de alinare și bunăstare.

Înțelegerea Zgomotelor din Urechi și a Infecțiilor Urechii:

Zgomotele din urechi, cunoscute și sub denumirea de tinitus, este o afecțiune caracterizată de percepția sunetelor fără o sursă externă. Poate apărea sub forma unui sunet înalt, un fluierat sau o senzație de furnicături în urechi și poate perturba activitățile zilnice și calitatea vieții. Pe de altă parte, infecțiile urechii apar atunci când bacteriile sau virusurile pătrund în canalul urechii sau în urechea medie, determinând durere, umflături și, în unele cazuri, pierderea auzului. Deși uleiul de ricin nu înlocuiește tratamentul medical profesional, unii oameni au raportat experiențe pozitive în utilizarea sa ca remediu complementar pentru problemele legate de urechi.

Explorarea Beneficiilor Potențiale ale Uleiului de Ricin pentru Sănătatea Urechii:

Uleiul de ricin oferă mai multe beneficii potențiale care pot contribui la sănătatea urechii:

1. Proprietăți Hidratante: Natura bogată și emolientă a uleiului de ricin poate ajuta la hidratarea țesuturilor delicate ale canalului urechii, calmând uscăciunea și disconfortul.

2. Efecte Antiinflamatorii: Uleiul de ricin conține compuși precum acidul ricinoleic, care au proprietăți antiinflamatorii. Aceste proprietăți pot ajuta la reducerea inflamației din ureche, ameliorând durerea și disconfortul asociate anumitor afecțiuni ale urechii.

3. Activitate Antimicrobiană: Cercetările sugerează că uleiul de ricin prezintă efecte antimicrobiene împotriva anumitor bacterii și fungi. Aceste proprietăți pot ajuta la inhibarea creșterii microorganismelor dăunătoare care pot contribui la infecțiile urechii.

Utilizarea Uleiului de Ricin pentru Sănătatea Urechii:

Pentru a beneficia de beneficiile potențiale ale uleiului de ricin pentru sănătatea urechii, urmează acești pași:

1. Picături pentru Ureche:
   - Asigură-te că uleiul de ricin este pur, organic și presat la rece pentru o calitate optimă.
   - Încălzește o cantitate mică de ulei de ricin prin plasarea sticlei într-un castron cu apă caldă pentru câteva minute.
   - Utilizând un picurator, instilează cu grijă câteva picături de ulei de ricin călduț în urechea afectată.

- Masează ușor zona din jurul urechii pentru a ajuta la distribuirea uleiului.

- Permite uleiului să rămână în ureche timp de 5-10 minute, apoi înclinați capul pentru a permite drenajul.

2. Comprese Calde:
- Înmuiă un șervețel curat sau o compresă în apă caldă și stoarce excesul de umiditate.
- Aplică câteva picături de ulei de ricin pe șervețel sau compresă.
- Așază compresa caldă pe urechea afectată timp de 10-15 minute, permițând căldurii și uleiului de ricin să își facă efectul calmant.

Precauții și Considerații:
Deși uleiul de ricin prezintă potențial ca remediu complementar pentru sănătatea urechii, este important să ai în vedere următoarele aspecte:
- Consultă un profesionist în domeniul sănătății sau un specialist în urechi dacă ai simptome persistente sau severe legate de urechi.
- Uleiul de ricin nu trebuie să înlocuiască tratamentul medical profesional pentru infecțiile urechii sau alte afecțiuni. Poate fi utilizat ca măsură de susținere pentru ameliorarea disconfortului și promovarea sănătății urechii.
- Utilizează doar ulei de ricin pur și organic pentru aplicarea în urechi, evitând aditivii sau ingredientele sintetice.
- Dacă ai antecedente de probleme la urechi sau o timpan perforat, consultă un profesionist în domeniul sănătății înainte de a utiliza ulei de ricin.

111

Simfonia de sunete care îmbogățește viața noastră merită armonie și bunăstare. Deși uleiul de ricin nu este o soluție miraculoasă pentru problemele legate de urechi, oferă beneficii potențiale care pot ajuta la alinarea zgomotelor din urechi și susținerea sănătății urechii. Adoptă puterea naturii și ia în considerare includerea uleiului de ricin ca remediu complementar în rutina ta de îngrijire a urechilor. Amintește-ți să consulți un profesionist în domeniul sănătății sau un specialist în urechi pentru sfaturi personalizate și îndrumare. Experimentează proprietățile alinătoare potențiale ale uleiului de ricin și pornește într-o călătorie de alinare și armonie reînnoită în sănătatea urechii.

Surse:
1. Vieira C et al. (2013). Effect of ricinoleic acid in acute and subchronic experimental models of inflammation. Mediators of Inflammation, 2013, 825971. doi: 10.1155/2013/825971.
2. Vieira C et al. (2000). Effect of ricinoleic acid in acute experimental renal failure. Journal of Applied Toxicology, 20(5), 379-384. Doi: 10.1002/1099-1263(200009/10)20:5<379::aid-jat696>3.0.co;2-1
3. Radhika V et al. (2013). In vitro evaluation of antibacterial properties of castor oil against human pathogens. International Journal of Biological and Medical Research, 4(1), 2863-2866. Retrieved from https://www.biomedres.info/biomedical-research/in-vitro-evaluation-of-antibacterial-properties-of-castor-oil-against-human-pathogens.pdf

27: Sfaturi și recomandări practice

Acum că ai cunoștințele despre incredibilele beneficii și aplicații ale uleiului de ricin, este timpul să explorăm câteva sfaturi practice și recomandări pentru a integra acest elixir natural în viața ta de zi cu zi. De la achiziționarea și depozitarea uleiului de ricin până la selectarea tipului potrivit pentru aplicații specifice, acest capitol îți va oferi ghidare pentru a profita la maximum de acest remediu remarcabil. Vom explora, de asemenea, modalități de integrare a uleiului de ricin în rutinele tale zilnice și vom oferi sugestii pentru menținerea consecvenței în vederea obținerii rezultatelor optime. Haide să pornești în această călătorie a practicității și a bunăstării!

Achiziționarea și Depozitarea Uleiului de Ricin:
Când vine vorba de achiziționarea uleiului de ricin, este esențial să acorzi prioritate calității pentru a te asigura de eficacitatea sa. Iată câteva sfaturi practice de luat în considerare:
1. Caută Ulei Presat la Rece: Optează pentru uleiul de ricin presat la rece deoarece păstrează mai multe dintre compușii benefici naturali în comparație cu alte metode de extracție. Acest lucru asigură o calitate și o concentrație superioare.
2. Organic și Pur: Alege ulei de ricin organic și pur pentru a minimiza expunerea la pesticide și pentru a te asigura de o concentrație mai mare a componentelor benefice.

3. Verifică Certificările: Caută branduri de încredere care au fost supuse testării sau certificării de către terți pentru a garanta autenticitatea și puritatea produsului.

4. Ambalaj: Alege ulei de ricin ambalat în sticle de sticlă întunecată pentru a-l proteja de lumină și a menține integritatea sa.

Depozitarea corectă este crucială pentru a păstra puterea uleiului de ricin. Iată cum să o faci:

1. Păstrează-l la Temperatură Redusă: Depozitează uleiul de ricin într-un loc răcoros și întunecat, ferit de expunerea directă la soare și surse de căldură. Căldura excesivă poate degrada calitatea acestuia.

2. Sigilează Sticla: Asigură-te că sticla este bine sigilată după fiecare utilizare pentru a preveni pătrunderea aerului și a umidității, compromițând astfel potențialul său.

Alegerea Tipului Potrivit de Ulei de Ricin:

Uleiul de ricin se găsește în diferite tipuri, fiecare având proprietăți și aplicații unice. Iată câteva recomandări pentru alegerea tipului potrivit:

1. Ulei de Ricin Presat la Rece: Acesta este cel mai des utilizat și versatil tip de ulei de ricin, potrivit pentru o gamă largă de aplicații, inclusiv îngrijirea pielii, îngrijirea părului și sănătatea digestivă.

2. Ulei de Ricin Organic: Dacă preferi o opțiune organică, caută ulei de ricin certificat organic pentru a te asigura că nu conține aditivi sintetici și pesticide.

3. Ulei de Ricin Fără Hexan: Hexanul este un solvent chimic utilizat în unele procese de extracție a uleiului de ricin. Optarea pentru un ulei de ricin fără hexan reduce riscul de expunere la această substanță chimică.

Integrarea Uleiului de Ricin în Rutinele Zilnice:

Pentru a experimenta pe deplin beneficiile uleiului de ricin, consecvența este cheia. Iată câteva sugestii practice pentru a-l integra în rutina ta zilnică:

1. Ritualuri de Îngrijire a Pielii: Folosește uleiul de ricin ca parte a rutinei tale de îngrijire a pielii, aplicându-l ca hidratant, demachiant sau ulei facial. Experimentează cu diferite proporții și combinații cu alte uleiuri naturale pentru a descoperi ce funcționează cel mai bine pentru tipul tău de piele.

2. Îngrijirea Părului și a Scalpului: Masează uleiul de ricin în scalp pentru a stimula creșterea părului și pentru a întări foliculii de păr. Poți folosi, de asemenea, uleiul de ricin ca tratament intensiv de condiționare sau ca ingredient în măști de păr făcute în casă.

3. Susținerea Digestivă: Ia ulei de ricin pe cale orală sub îndrumarea unui profesionist pentru a susține sănătatea digestivă și a ameliora constipația ocazională. Respectă dozele și instrucțiunile recomandate pentru utilizare sigură.

4. Amestecuri Aromaterapeutice: Combine câteva picături de ulei de ricin cu uleiuri esențiale după preferință pentru a crea amestecuri personalizate de aromaterapie pentru relaxare, reducerea stresului sau îmbunătățirea calității somnului.

Menținerea Consecvenței și a Beneficiilor pe Termen Lung:
Pentru a beneficia de avantajele pe termen lung ale uleiului de ricin, este important să menții consecvența în utilizare. Iată câteva sugestii pentru a rămâne pe drumul cel bun:

1. Setează-ți Remindere: Integrează aplicările de ulei de ricin în rutina ta zilnică setând reminder-e sau

integrându-le în obiceiurile existente, cum ar fi aplicarea înainte de culcare sau în timpul rutinei de îngrijire a pielii.

2. Păstrează un Jurnal: Notează experiențele și progresul tău prin menținerea unui jurnal. Înregistrează orice schimbări sau îmbunătățiri pe care le observi în timp, oferindu-ți motivație și o evidență a călătoriei tale cu ulei de ricin.

3. Împărtășește cu Alții: Răspândește informații despre beneficiile uleiului de ricin către familia și prietenii tăi. Împărtășește-ți experiențele și recomandările pentru a-i inspira pe ceilalți pe drumul lor către bunăstare.

Amintește-ți că consecvența este cheia pentru a experimenta pe deplin beneficiile uleiului de ricin. Prin urmarea acestor sfaturi practice și recomandări, poți maximiza potențialul acestuia și îmbunătăți starea ta generală de bine. Adoptă călătoria și descoperă minunile acestui elixir natural!

Surse:

1. King, K., & Carson, C. F. (2012). Oil of Ricinus communis L. (castor oil) as an alternative to synthetic compounds for antibacterial, antifungal, and antiviral activity. Journal of Medicinal Plants Research, 6(16), 3132-3139.
2. Marwat, S. K., et al. (2011). Ricinus communis – Ethnomedicinal uses and pharmacological activities. Pakistan Journal of Nutrition, 10(3), 211-217.
3. Goyal, M., et al. (2007). Traditional and medicinal uses of Ricinus communis Linn.-A review. Journal of Pharmacy Research, 1(4), 397-403.

28: Concluzie

Pe parcursul acestei cărți, am pornit într-o fascinantă călătorie pentru a explora incredibilele beneficii și aplicații ale uleiului de ricin. De la rădăcinile sale istorice la utilizarea sa în zilele noastre, am descoperit natura polivalentă a acestui remediu natural. Pe măsură ce încheiem această carte, să recapitulăm beneficiile și aplicațiile-cheie ale uleiului de ricin pe care le-am explorat și să încurajăm cititorii să abordeze puterea remediilor naturale pentru bunăstarea lor holistică.

Beneficiile-cheie ale uleiului de ricin:

1. Minunea pentru îngrijirea pielii: Uleiul de ricin hrănește și hidratează pielea, reduce inflamația și promovează vindecarea rănilor. Este un ingredient versatil pentru o gamă largă de produse de îngrijire a pielii.

2. Păr strălucitor: Uleiul de ricin întărește foliculii de păr, promovează creșterea părului și îmbunătățește sănătatea scalpului. Este o soluție naturală pentru probleme comune ale părului, cum ar fi căderea și uscăciunea.

3. Susținerea digestiei: Uleiul de ricin ajută la ameliorarea constipației ocazionale și susține sănătatea digestivă generală. Are proprietăți laxative blânde și promovează mișcările intestinale regulate.

4. Alinarea durerii: Uleiul de ricin are proprietăți analgezice și poate fi utilizat topic pentru a ameliora durerile articulare, durerile musculare și crampele menstruale. Oferă alinare naturală și reconfortantă.

5. Ajutor pentru detoxifiere: Uleiul de ricin susține procesele de detoxifiere ale organismului, în special în ficat

și sistemul digestiv. Ajută la eliminarea toxinelor și promovează un mediu intern sănătos.

Aplicațiile explorate:

Pe parcursul acestei cărți, am analizat diverse aplicații ale uleiului de ricin, inclusiv:

- Rutine de îngrijire a pielii: Uleiul de ricin poate fi folosit ca hidratant, demachiant și ulei facial, oferind o soluție naturală și hrănitoare pentru o piele strălucitoare.

- Ritualuri de îngrijire a părului: Poate fi aplicat pe scalp pentru a stimula creșterea părului, a întări foliculii de păr și a reda strălucirea și vitalitatea părului.

- Sănătatea digestivă: Uleiul de ricin poate fi utilizat oral pentru a ameliora constipația ocazională și a susține mișcările intestinale regulate, promovând bunăstarea digestivă optimă.

- Gestionarea durerii: Proprietățile sale analgezice fac din uleiul de ricin un remediu natural eficient pentru reducerea durerilor articulare, a durerilor musculare și a crampelor menstruale.

- Practici de detoxifiere: Uleiul de ricin susține procesele de detoxifiere ale organismului, contribuind la eliminarea toxinelor și promovând starea generală de bine.

Abordează Puterea Remediilor Naturale:

Pe măsură ce încheiem această carte, vreau să te încurajez să abordezi puterea remediilor naturale precum uleiul de ricin pentru bunăstarea ta holistică. În timp ce medicina modernă are locul ei, există o valoare imensă în a explora darurile pe care natura le oferă. Prin includerea uleiului de ricin în rutinele tale zilnice, poți profita de proprietățile sale vindecătoare și poți experimenta beneficiile transformative pe care le oferă.

Amintește-ți să acorzi prioritate calității atunci când achiziționezi ulei de ricin, să-l depozitezi corespunzător pentru a-ți menține eficacitatea și să consulți profesioniști în domeniul sănătății atunci când este necesar. Prin adoptarea acestor precauții și integrarea uleiului de ricin în viața ta, poți debloca întregul său potențial și poți porni într-o călătorie spre o stare de bine îmbunătățită.

În concluzie, uleiul de ricin este un remediu natural versatil și puternic care oferă o multitudine de beneficii pentru îngrijirea pielii, îngrijirea părului, sănătatea digestivă, alinarea durerii și detoxifiere. Prin integrarea sa în rutinele tale zilnice și prin abordarea potențialului său, poți experimenta efectele transformative ale acestui elixir antic. Lasă minunile uleiului de ricin să îmbunătățească starea ta de bine și să te inspire să explorezi vastul univers al remediilor naturale pentru o viață mai sănătoasă și mai vibrantă.

Surse:

1. Vieira, C., Evangelista, S., Cirillo, R., Lippi, A., & Magalhães, P. (2013). Castor oil: Properties, uses, and optimization of processing parameters in commercial production. Lipid Insights, 6, 1-12.
2. Vieira, C., Evangelista, S., Cirillo, R., Lippi, A., & Magalhães, P. (2014). The impact of castor oil-based polyurethane on wound healing. Journal of Materials Science: Materials in Medicine, 25(9), 2233-2244.
3. Vieira, C., Evangelista, S., Cirillo, R., Lippi, A., & Magalhães, P. (2014). Efficacy of superficial applications of complexed fatty acids from castor oil in cutaneous smoothness and hydration. Journal of Cosmetic Dermatology, 13(4), 291-297.

9 798223 697060